Dr. h.c. Alfred Gruber

DAS VITALPFLASTER BUCH

Entschlacken & entgiften im Schlaf

Mit Poster: Akupunkturpunkte und Reflexzonen

Der neue TREND!

VitalWorld Verlag

Inhalt

Vorwort 6

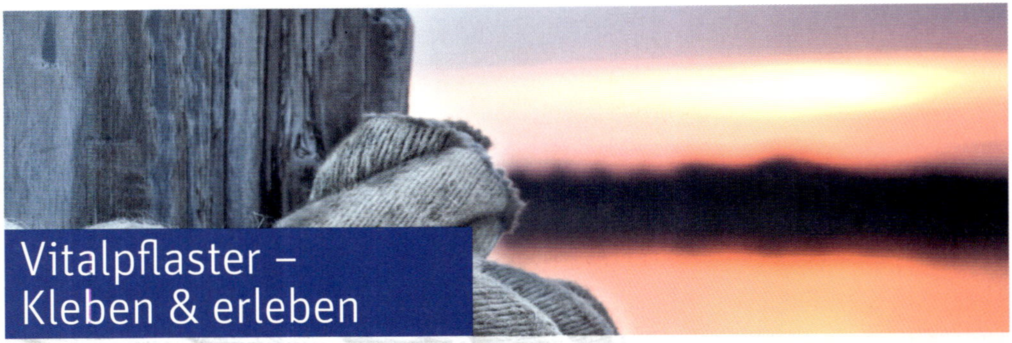

Vitalpflaster – Kleben & erleben

Vitalpflaster – eine Erfolgsgeschichte ... 10
... die erst gerade beginnt! 10

Wie wirken die Vitalpflaster? 18
Regenerationsphilosophie: Reinigen – Nähren – Balancieren 18
Akupunkturpunkte & Vitalpflaster 23
Reflexzonen & Vitalpflaster 27

Nachweise über die Wirksamkeit 30
Erfahrungsberichte 30
Störfeldtechnik & Vitalpflaster 35

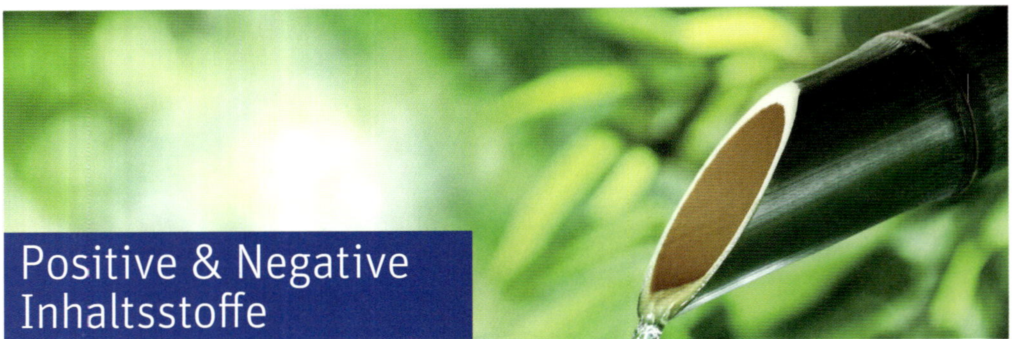

Positive & Negative Inhaltsstoffe

Die neue Generation Vitalpflaster 54
Bambus – ein Naturkraftwerk 58
Bambus: Hautsiliziumlieferant 60

Entgiften & entschlacken 64
Erfahrungsberichte: Die körpereigene Entschlackung aktivieren 64
Amalgam, der heimliche Killer 66
Schwermetallvergiftung & Ausleitung . . . 74

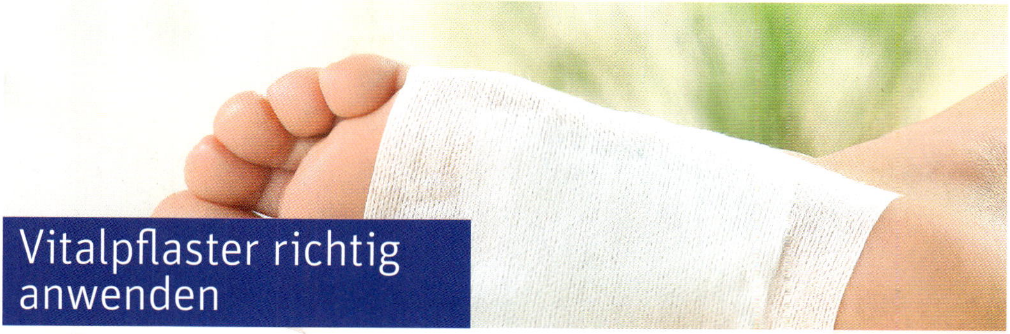

Vitalpflaster richtig anwenden

Praktische Anwendungen 82

Vitalpflaster: die Grundkur 82

Verschiedene Schmerzzuständen 87

Gezielte Anwendung auf Reflexzonen . . . 89

Akupunkturpunkte & Vitalpflaster 90

Spezialanwendungen 92

Voraussetzung für schöne Haut 93

Yin und Yang 106

Anwendung bei verschiedenen Schmerzzuständen 111

Liste verschiedener Anwendungsmöglichkeiten 130

Nachschlagewerk: Klebetipps 134

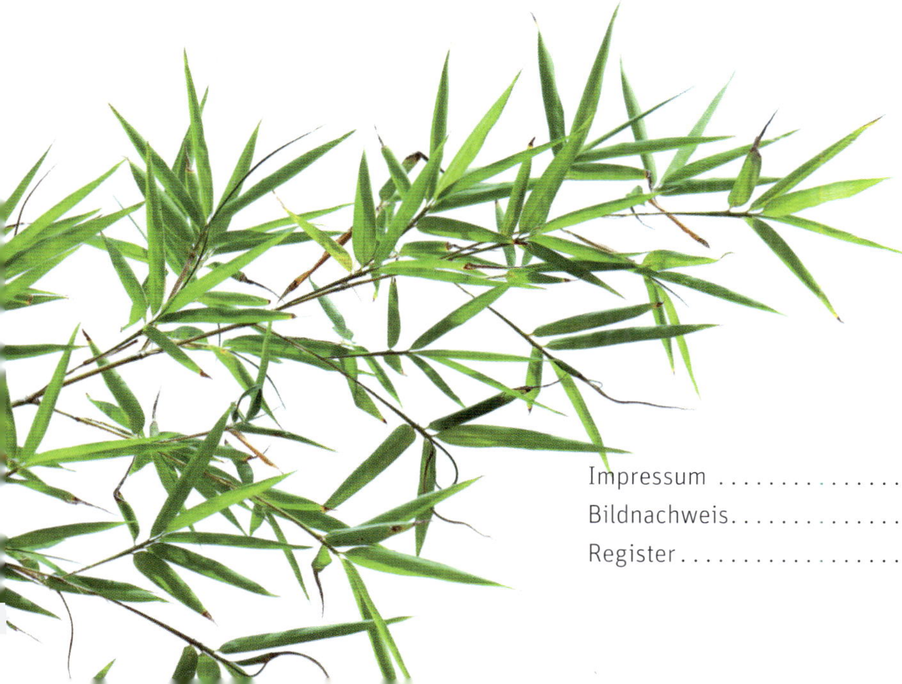

Impressum 140

Bildnachweis 141

Register 141

Vorwort

Kritische Betrachtungen zu Vitalpflastern

Als ich – eine studierte Naturwissenschaftlerin und Pharmazeutin mit entsprechendem (Un-)Wissen und Dünkel – zum ersten Mal von Fußsohlenpflastern mit medizinischer Wirksamkeit hörte, war ich mehr als skeptisch. Ich glaubte dies einfach nicht.

Aber an Versuche und Experimente beim Studium gewöhnt, wollte ich sie wenigsten während einer Nacht einmal ausprobieren und wirken lassen. Und siehe da: Ich schlief erstaunlich gut und wachte am Morgen ungewöhnlich erfrischt auf.

Erfahrungsberichte und gezielte Anwendung, speziell bei Schmerzen im Knie finden Sie auf den Seiten 118ff.

Das trockene Pulver in der Zellstoffhülle war feucht und zu einer schwärzlichen Masse zusammengebacken. Diese sichtbare Veränderung des Pflasters hatte schon nach einer Anwendung Erstaunliches bewirkt.

Neben meinem Beruf als Apothekerin bin ich Hobbyläuferin, ich jogge, wenn es geht, täglich, nehme an Wettkämpfen über 10 km, Halbmarathon und zweimal im Jahr an einem Marathon teil.

Leider hatte ich mit damals 58 Jahren immer wieder Probleme mit den Kniegelenken, die aber nach Trainingspausen immer wieder verschwanden. Dennoch befürchtete ich vor meinem ersten Marathon eben, wegen Knieschmerzen nicht bis zum Ende mitlaufen zu können.

Nun klebte ich während des Laufs jeweils zwei Pflaster rechts und links an die Knie und kam ohne Schmerzen ins Ziel. Die Pflaster waren kohlschwarz.

Zur Entgiftung – man übersäuert bei so einer Anstrengung total – machte ich eine Grundkur. Es blieben auch dabei keine Beschwerden zurück.

In diesem Jahr lief ich mit 62 Jahren den legendären Schweizer Ultramarathon von Biel, 100 km, dank der Vitalpflaster praktisch schmerzfrei. Dies ist für mich nicht nur ein Meilenstein und eine weitere Bestätigung, welch enorme Wirkung die Pflaster auf meine Gelenke und vor allem auf Entzündungen haben. Die Ausziehkraft von Säuren über die Haut ist außerordentlich effektiv.

Es gibt inzwischen genügend wissenschaftliche Nachweise über die Wirksamkeit der Vitalpflaster. Das ist die Theorie! Mögen meine Erfahrungen aus der Praxis vielen anderen Anwendern helfen.

Sabine Weiland, Magistra pharmaciae
Rankweil, Österreich, im Dezember 2013

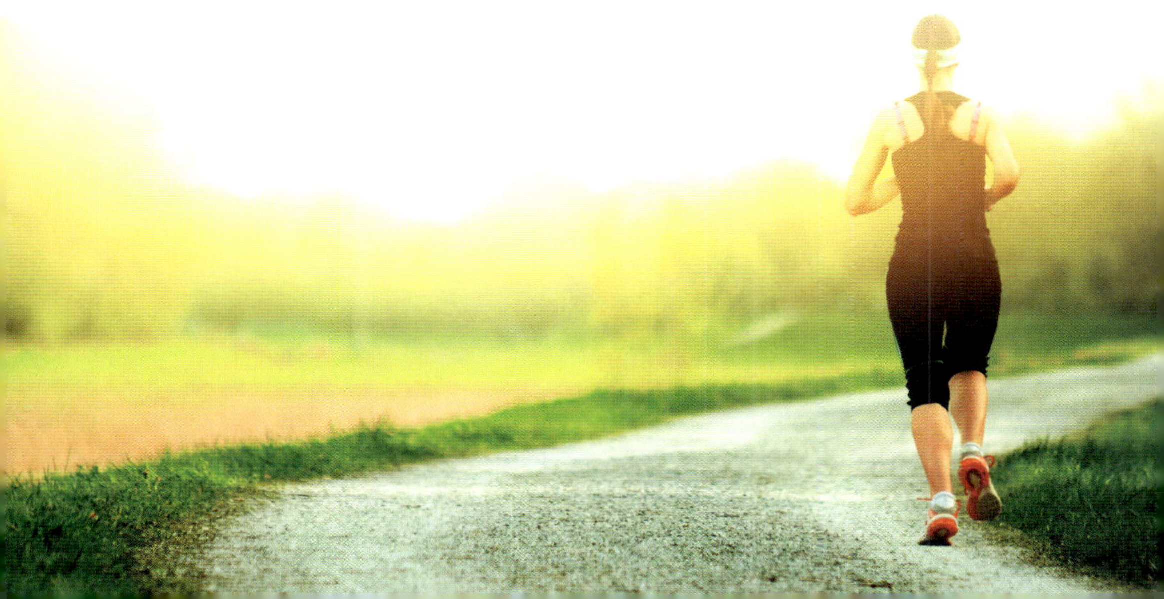

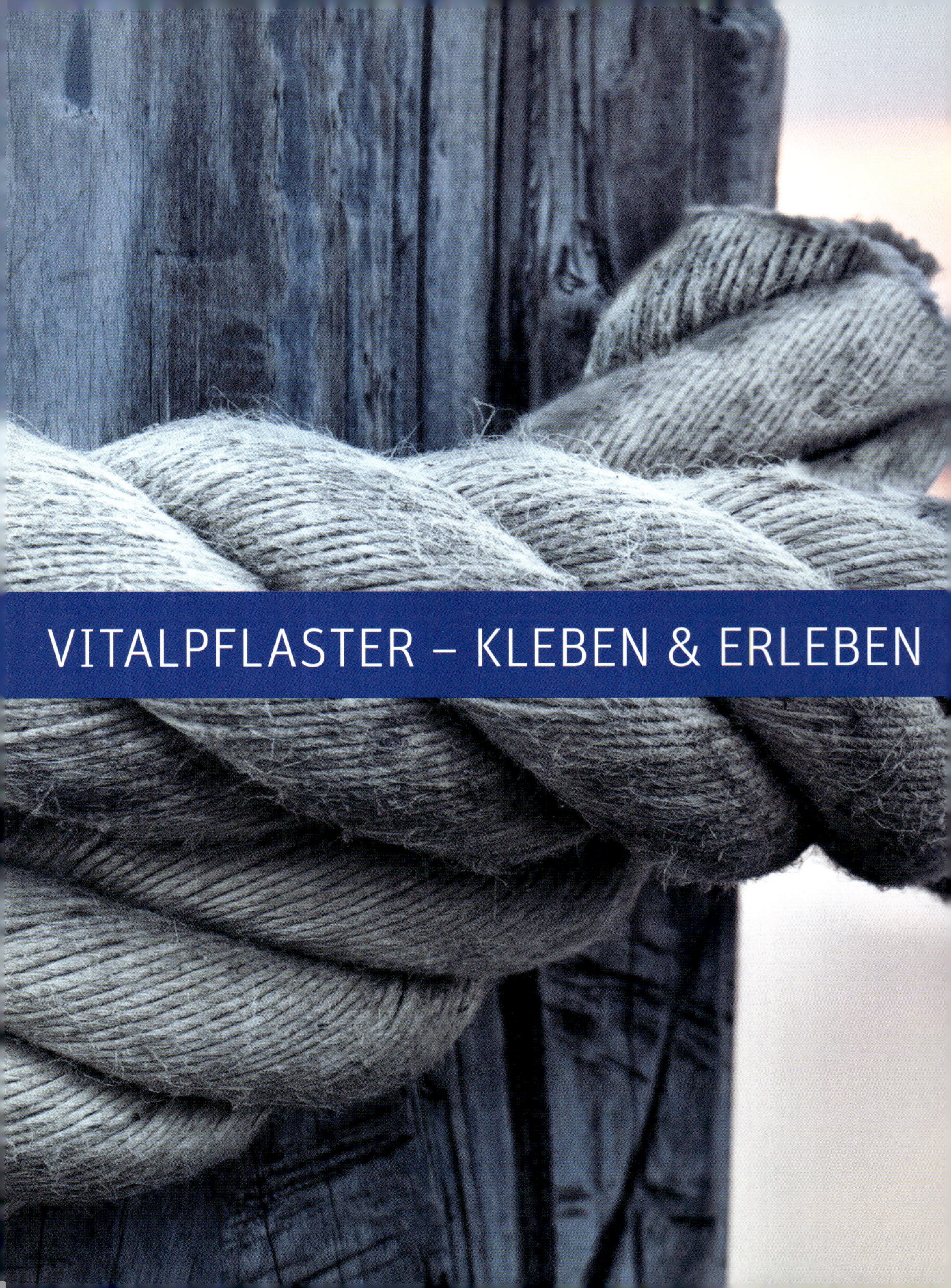

VITALPFLASTER – KLEBEN & ERLEBEN

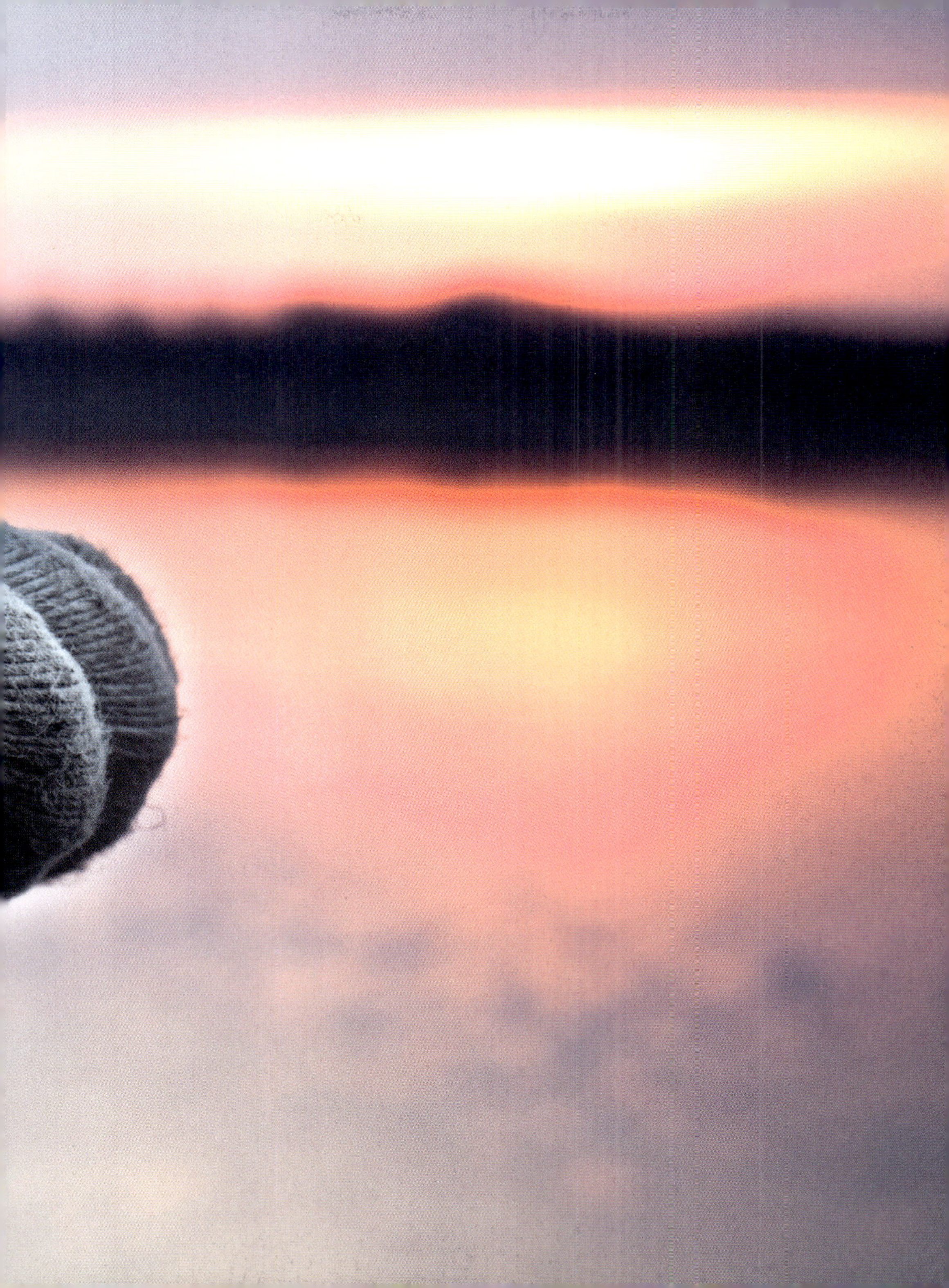

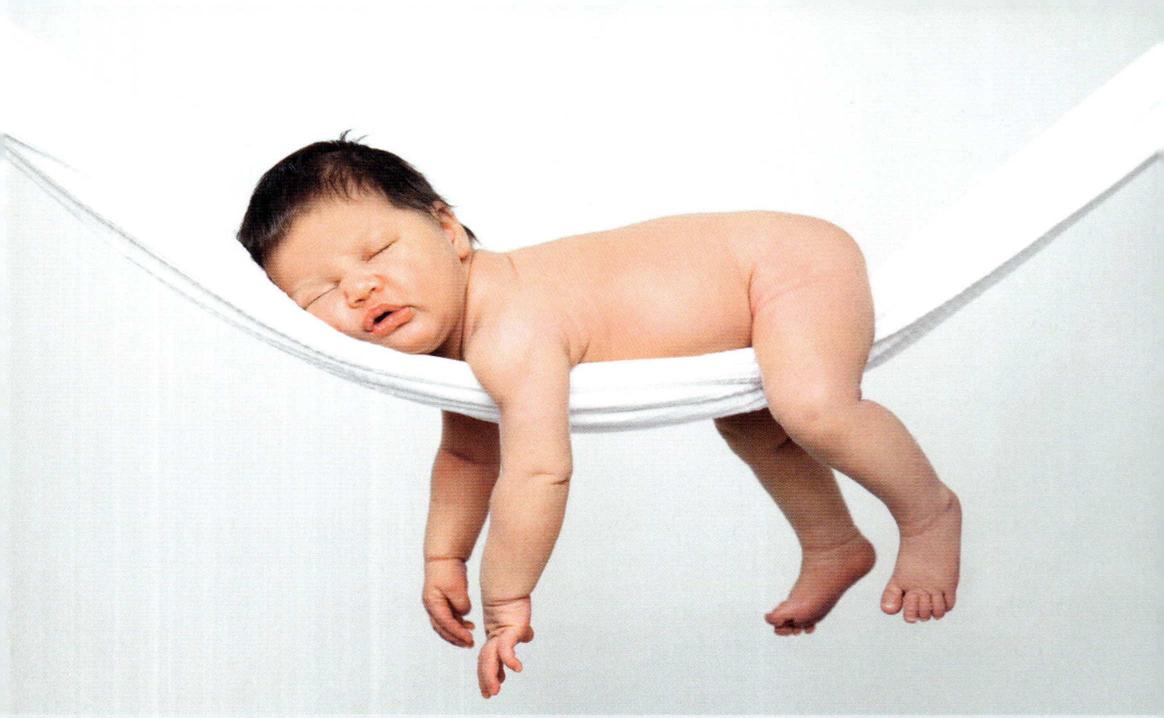

Vitalpflaster – eine Erfolgsgeschichte …

… die erst gerade beginnt!

Lieber Fredy,
ich hab ein Pflaster aus Asien bekommen, das ich testen soll. Hast Du Interesse daran, es auch einmal auszuprobieren?
Viele Grüße, Jasmin N.

Vor mehr als einem Jahrzehnt hat mich die Anfrage der Kollegin J. N. sehr erstaunt. Was sollte ich mit einem Pflaster aus China, Japan, Korea oder sonst woher anfangen? Wir hatten genügend Pflaster in Europa. Und was sollte ich in der *Traditionellen Chinesischen Medizin* damit anfangen?

Ich fragte also Jasmin, was das für ein Pflaster sei, das ich da testen sollte? Schließlich hatte ich doch gar keine Wunden! Meine Kollegin erklärte mir aber: *Das Pflaster enthält Kräuter und Bambus. Es ist der neueste Hit aus Japan. Meines ist zwar aus Korea, aber ursprünglich kommt das Pflaster aus China. Aber wie wir wissen, haben Kräuterauflagen auf Reflexzonen bei uns in Europa eine lange Tradition. Also, bist Du daran interessiert?*

Diese Anfrage hat dann meine Tätigkeit von Grund auf verändert. Nachdem ich die ersten Packungen des ominösen Pflasters aus Korea erhalten hatte, machte ich sofort Selbstversuche. Und das Resultat: Ich konnte zwei Nächte durchschlafen wie ein Baby!

Die ganze Nacht durchschlafen und erholt aufstehen. Das war eine neue Erfahrung für mich!

Das war für mich ungewöhnlich, da ich sonst jede Nacht zwei- bis dreimal wach wurde. Und zudem war ich den ganzen Tag über topfit. Dieses Pflaster hat also etwas bewegt, und ich war sehr angetan von seiner unglaublich schnellen Wirkung.
Nun wollte ich unbedingt mehr darüber wissen. Aber da gab es nichts zu erfahren. Die Asiaten waren offensichtlich selbst erst auf die Idee der Kräuterauflage in Pflasterform gekommen. Nach meiner Recherche wurde im Jahr 2000 das erste Vitalpflaster in seiner heutigen Beschaffenheit produziert. Davor waren es Tests, Versuche oder nach alter Tradition Auflagen von Kräutern auf Akupunkturpunkten und Reflexzonen. Aber das war ja nichts Neues in unserer Arbeit und in Europa längst bekannt. Da hatte also jemand die Idee zu einer Rezeptur, die als Trockenprodukt in einen Beutel eingeschweißt und als *Pad* auf die Füße geklebt wurde. Die Idee gefiel mir. Aber es gab kaum Erklärungen, keine wissenschaftlichen Nachweise, keine empirischen Untersuchungen, keine Studien und keine Erfahrungsberichte dazu.

Wir standen am Anfang eines neuen Kapitels des Wohlgefühls! Und haben viel Falsches geglaubt, was uns von den euphorischen Asiaten alles vorgeschwindelt wurde, mussten lernen, waren anfänglich geblendet von den schnellen Resultaten und waren überzeugt, ein Allheilmittel gegen viele Beschwerden entdeckt zu haben.

Wichtig: Vitalpflaster sind keine Heilmittel. Sie bewirken etwas. Aber wenn Sie am Morgen in den Spiegel schauen, bewirken Sie auch etwas. Wenn Sie nach einer durchzechten Nacht, verschlafen und verkatert, mit hängenden Augenlidern und zugekniffenen Augen in den Spiegel schauen, werden Sie keine gute Energie daraus ziehen können.

Vitalpflaster ersetzen keine Therapie, aber sie unterstützen den Energiehaushalt des Körpers. Und unser Körper besteht aus 1.000.000.000 mal mehr Schwingung als aus Materie! 1984 gab es den Nobelpreis für diesen Nachweis!

Wenn Sie es aber schaffen zu lächeln, die guten Erinnerungen Revue passieren lassen und sich auf einen genialen, unterhaltsamen, lehrreichen und spaßigen Tag freuen können, dann wird Ihr Gesicht plötzlich strahlen. Und so wirkt allein der Anblick Ihres Gesichts im Spiegel bereits negativ oder positiv. Und die Vitalpflaster machen unter anderem genau das auch. Nur dass Sie nun durch die Vitalpflaster immer gut gelaunt sind!

! Dies ist bereits die erste Information über die Wirkung der Vitalpflaster.

Vitalpflaster können:

- Ausbalancieren
- Den Schlaf vertiefen
- Entschlacken
- Entgiften
- Schmerzen auflösen
- Selbstheilungskräfte bei vielen Disharmonien (Krankheiten) mobilisieren
- Vitalpflaster bewirken also, dass Sie sich wohlfühlen.

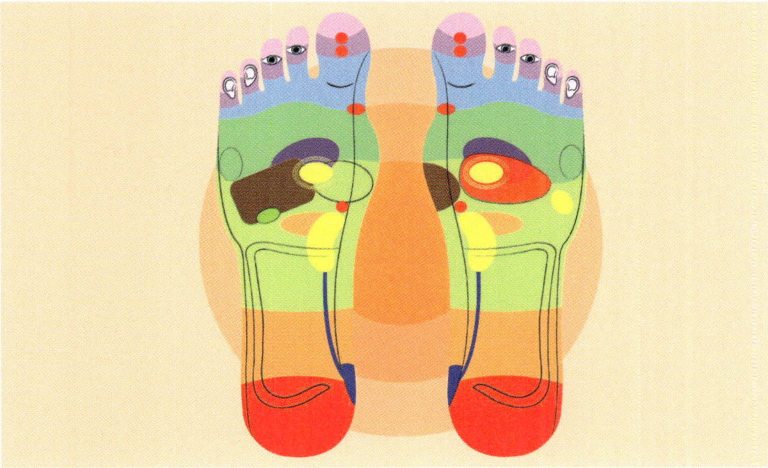

*Vitalpflaster werden auf **beiden** Füßen über Nacht aufgeklebt. Wichtig ist immer, dass beide Fußsohlen beklebt werden. Dabei geht es um den Ausgleich des Energiehaushaltes.*

In den folgenden Jahren haben wir dann verschiedene Hersteller kennengelernt. 2003 bis etwa 2006 setzte dann ein richtiger Boom in Europa ein mit den verschiedensten Pflastern und Wirkstoffen. Alle wollten diesen Markt erobern, und alle hatten eine eigene Botschaft. Und alle hatten recht. Mit der Einschränkung, dass kein Pflaster mit der Entwicklung wirklich fertig war. Egal, was ich zu den Pflastern veröffentlichte und an Rückmeldungen bekam: Alle möglichen Autoren haben dann von meinen Publikationen abgeschrieben. Meine Bilder, Texte und Erfahrungen fand ich im Internet und auf Prospekten im gesamten deutschsprachigen Raum, bei nahezu allen Pflasterlieferanten. Die Füße meiner Tochter und meiner Frau sind noch heute Tausende Male im Internet und auf Prospekten zu finden. Und alles ohne Genehmigung.

Die für mich zum Teil fremden Pflaster habe ich mir dann jeweils gekauft und getestet, und ich war leider in den allermeisten Fällen sehr enttäuscht von der Wirkung. Es gab also bereits zu diesem Zeitpunkt riesige Unterschiede in der Qualität, bezüglich der Inhaltsstoffe und damit auch in Bezug auf die Seriosität der verschiedenen Anbieter.

Und dann war der Boom plötzlich vorbei. Und dennoch blieben viele Kunden dabei und kauften weiterhin diese ominösen Pflaster. Bis heute. Einfach, weil ihnen die Wirkung der Pflaster guttut!
Heute nun ist es an der Zeit, eine neue Generation Vitalpflaster vorzustellen, ihre Wirkungen mit seriösen Untersuchungen zu belegen und unsere mittlerweile riesige Erfahrung und die damit verbundene Perfektionierung der Technik des Aufklebens der Pflaster den Menschen zugänglich zu machen.
Wir – eine Gruppe unentwegter Forscher haben untersucht, entwickelt, Studien anfertigen lassen, Laboranalysen erstellt und vor allem viele, sehr viele Erfahrungsberichte gesammelt und kategorisiert. Letztendlich ist dies die Grundlage der Traditionellen Chinesischen Medizin. Sie hat diese Pflaster immer wieder angewendet und dann die Wirkung untersucht, bis diese optimal war. Und so sind wir westlich-asiatischen Heilkundler auch an die Aufgabenstellung herangegangen.

Vitalpflaster haben sich in den letzten gut zehn Jahren stark weiterentwickelt.

Westlich-Asiatisch? Sie werden sich vielleicht fragen: Was soll das sein: Asiatisch ist doch nichts Westliches, sondern etwas Östliches!

Richtig: Aber die asiatischen Heilkünste aller Art (chinesisch, tibetisch, japanisch, koreanisch usw.) hatten aus unserer Sicht wirklich sehr viele bemerkenswerte Grundlagen, was ihnen aber unserer Ansicht nach fehlte, waren die Emotionen! Und diesbezüglich haben wir weitergeforscht und sie mit der Traditionellen Chinesischen Medizin (TCM) in Verbindung gebracht. Und daraus ist dann die neue Generation der TCM entstanden: Wir nennen sie die westlich-asiatische Heilkunst. Mich freut ganz besonders, dass der älteste Mensch, den wir kennen, nämlich unser Gletschermann Ötzi, bereits anhand der Akupunkturpunkte behandelt wurde (Tätowierung). Er wurde schon vor 5.600 Jahren auf diese Weise behandelt, was wir heute als Akupunkturbehandlung aus der TCM kennen. Zu einer Zeit, als in China noch niemand etwas von TCM wusste, waren solche Behandlungen bei uns bereits gang und gäbe.

Die keltischen Medizinmänner (Druiden) hatten bereits vor rund 8.000 Jahren mit diesem Wissen brilliert, ihnen waren Akupunkturpunkte, Reflexzonen und Chakren längst bekannt. Auch andere Kulturen, zum Beispiel die indianische, die Aborigines oder die ägyptische Medizin, bedienten sich der Techniken des Energieausgleiches – heute bekannt unter der Bezeichnung Yin und Yang.

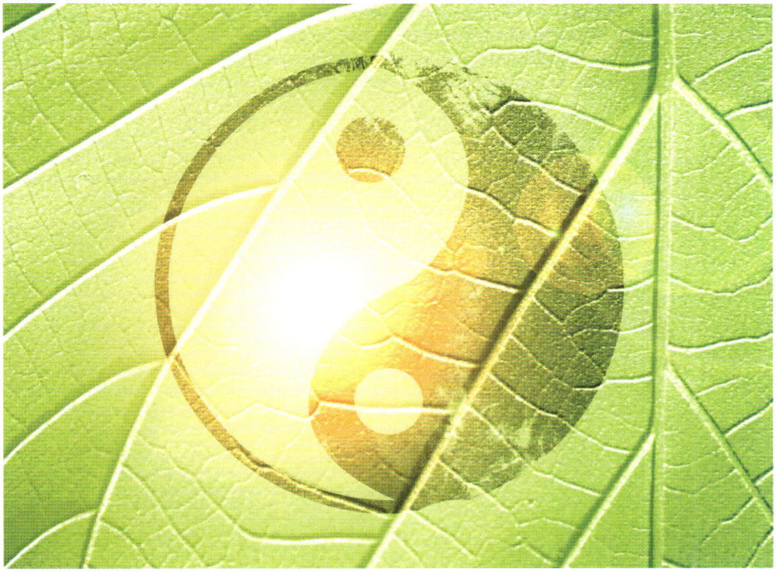

Ohne zwei Pole gibt es kein Leben. Yin *und* Yang *sind harmonische Vereinigung und gegenseitige Aktivierung.*

Das Wissen um die Vitalpflaster ist dagegen noch ganz jung. Gut zehn Jahre gibt es nun Vitalpflaster auf dem europäischen Gesundheitsmarkt. In diesen zehn Jahren hat sich bereits derart viel entwickelt und verändert, dass man früher wohl 1.000 Jahre und länger für diese Entwicklung gebraucht hätte.

Von Vorteil war für uns, dass das Grundprinzip der TCM mit allen Facetten der westlichen Heilkunde ja schon bekannt war. Nun galt es nur noch, dieses Wunderding *Vitalpflaster* zu optimieren, herauszufinden, was man damit alles machen kann, aber auch die Grenzen und Einschränkungen zu erforschen. In diesem Buch erfahren Sie, wie Sie Vitalpflaster anwenden, was Sie damit machen können, welche Inhaltsstoffe aus heutiger Sicht zwingend notwendig sind, welche weggelassen werden müssen und welche Erwartungen Sie an die Vitalpflaster haben dürfen.

Vitalpflaster kann man einfach auf die Füße kleben und erleben. Es gibt aber noch Hunderte anderer Einsatzmöglichkeiten. Diese mussten wir zuerst erforschen!

Es ist mir klar, dass ich mit diesem Buch in ein Wespennest steche. Denn ich zeige hier die vielen Wirkungen eines Pflasters, das offiziell nur ein Wellness- oder gar nur ein Kosmetikpflaster ist. Offiziell ist es ein reines Pflege- und Wellnessprodukt! Und das soll es auch bleiben. Denn das Ziel der neuen Generation der *Vitalpflaster* ist es, dass Sie sich wohlfühlen und es dauerhaft bleiben. Vitalpflaster sind also weder Heilprodukte noch ersetzen sie irgendwelche therapeutische Anwendungen. Und dennoch bewegen sie sehr viel. Was genau es ist, möchte ich Ihnen mit diesem Buch gern zeigen. Am besten testen Sie sie einfach wirklich selbst. Und schreiben Sie mir, welche Erfahrungen Sie dabei gemacht haben und was sich alles verändert hat. Ich freue mich über jede Rückmeldung.

Zunächst geht es um die Grundfunktion der TCM, damit Sie die Vitalpflasteranwendungen besser verstehen. In dieses Buch sind viele Erfahrungsberichte eingestreut. Sie sind von Anwendern und Kollegen verfasst. Aus Diskretions- und Datenschutzgründen wurden die Namen dabei geändert. Die Originaleinsendungen befinden sich in meinem Besitz.

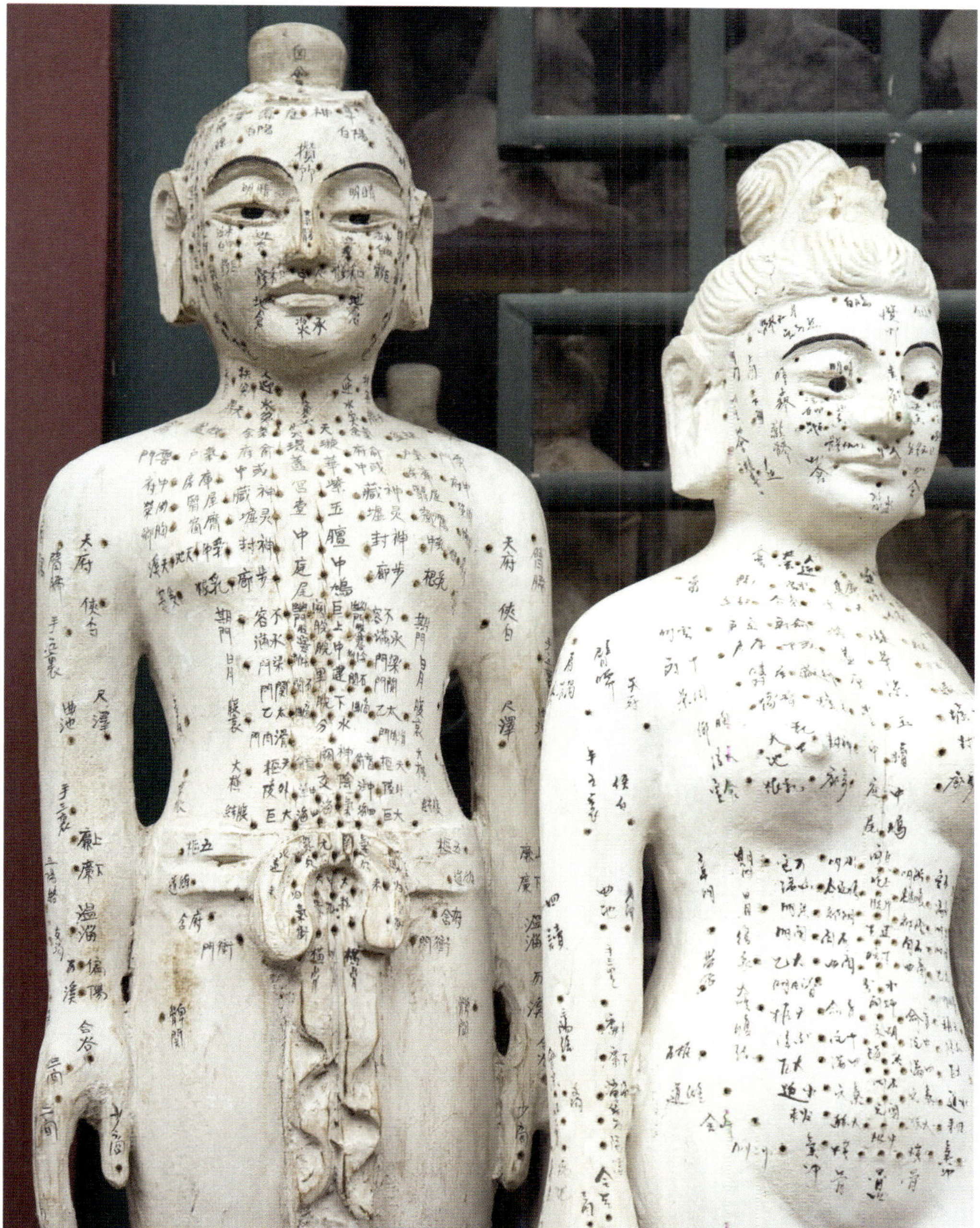

Die fernöstliche Medizin ist bestens dokumentiert. Sie entstand vor etwa 2.500 Jahren und wurde seitdem wesentlich weiterentwickelt.

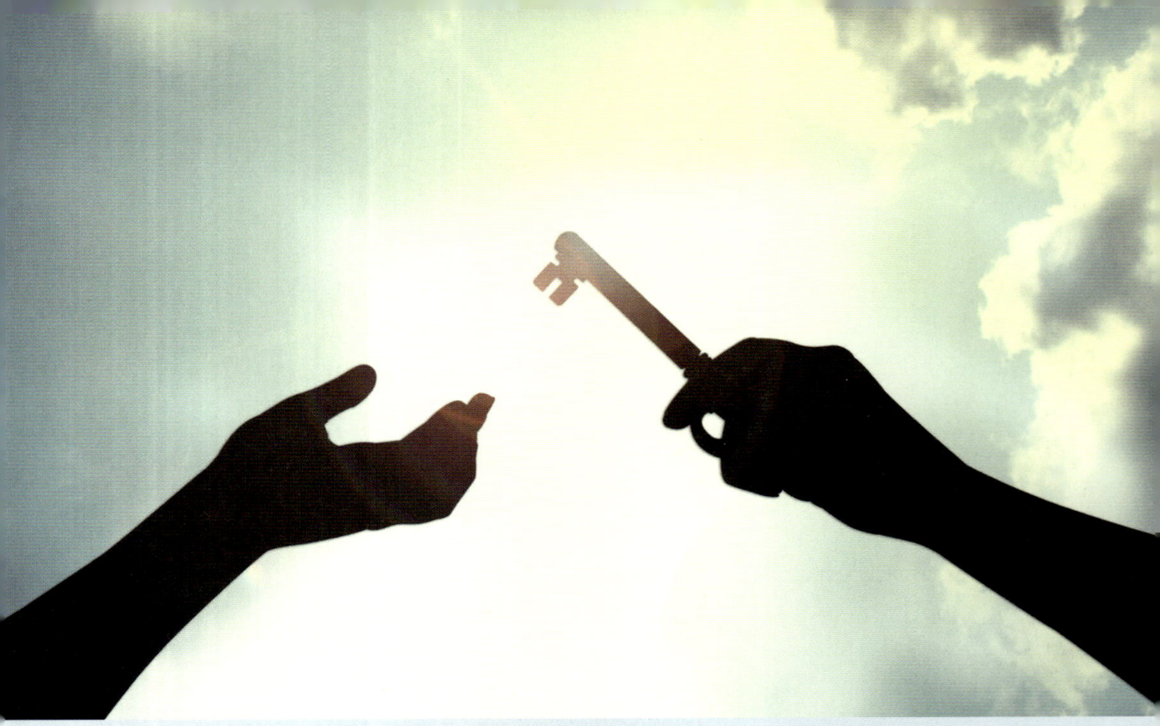

Wie wirken die Vitalpflaster?

Regenerationsphilosophie: Reinigen – Nähren – Balancieren

Um die Funktion der Vitalpflaster besser einordnen zu können, braucht es ein Basiswissen der asiatischen Heilkunst. Dabei geht es nicht nur um Yin und Yang, sondern vielmehr um die Grundlagen der Regenerationsfähigkeit unseres Körpers und seiner Selbstheilungskräfte!

Die Harmonie des Energieflusses (Qi)

Jede Sekunde regeneriert sich unser Körper selbst. Millionenfache Angriffe – bakterielle Angriffe, virale Angriffe, Säuren, Elektrosmog oder andere Einflüsse – würden uns sofort töten, wäre da nicht unser geniales Selbstregulierungssystem oder einfach ausgedrückt: hätten wir keine Selbstheilungskräfte. Das klingt gut, und je länger man darüber nachdenkt, desto tiefgründiger wird dieses Wort. Die klassische chinesische Medizin sowie die tibetische und die indische Philosophie gehen davon aus, dass der Körper Spiegelbild der Energiestruktur eines Menschen ist. Die Harmonie des Energieflusses (Qi) eines Menschen bestimmt weitgehend seine Gesundheit. Um den Energiefluss auszubalancieren, bedarf es eines Lebens in vollkommener Harmonie. Es sind dafür Techniken und Einflussnahmen notwendig, die den Energiehaushalt wieder balancieren und in die Mitte bringen.

Da die heutige angespannte Lebensweise eine losgelöste und harmonische Lebensweise nicht gerade fördert, ist es sinnvoll, wenn man sich einen Ausgleich zum Alltag schafft, zum Beispiel mit Qi Gong, Tai Chi, Yoga, den Fünf Tibetern, balancierter Ernährung oder der Anwendung der Vitalpflaster. Dennoch muss der Alltag zuerst überdacht werden, sollte eine dauernde Disharmonie des von Natur aus eigentlich gesunden Körpers bestehen.

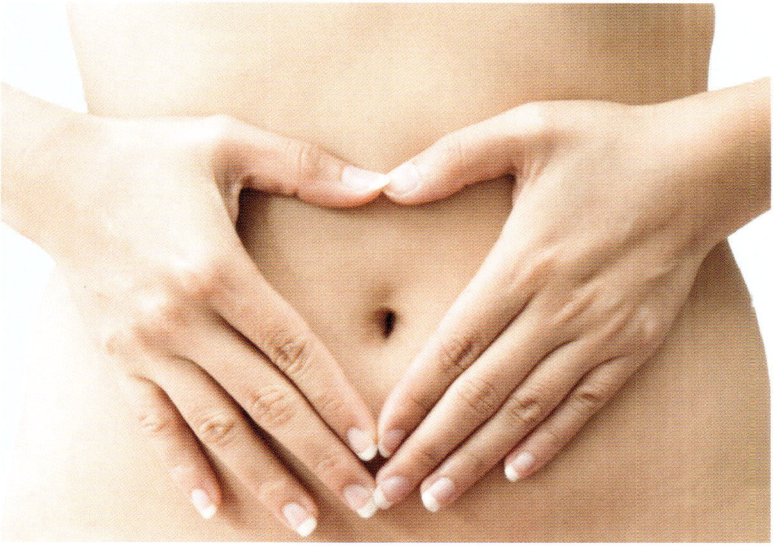

Eine ausgewogene Lebensweise kann uns über die Lasten des Alltags hinweghelfen.

Einen großen Teil der Harmonie machen die mentalen Belastungen aus. Stress, Streit, finanzielle Belastungen und viele andere Faktoren sind negative Einflussfaktoren für unsere Gesundheit.

Jede Krankheit hat ihren Ursprung in der Tiefe des Seins. Wahre Gesundheit kann also nur erlangen, wer seine innere Harmonie findet. Selbstverständlich wünscht sich niemand eine Krankheit. Das wäre geradezu absurd. Aus diesem Grund ist es leicht verständlich, dass nicht nur der gute Wille allein Ausgewogenheit herstellen kann. Es sind ebenso die äußeren Einflüsse wie Ernährung, Bewegung, Elektrosmog, Umwelteinflüsse und vieles mehr, die Ausgewogenheit fördern oder behindern.

Die Gesundheit zu erhalten und zu stabilisieren ist die wichtigste Voraussetzung in der Regenerationsphilosophie. Aus diesem Grund findet die moderne Medizin kaum Platz in der chinesischen Philosophie, da die neuen westlichen Methoden immer darauf warten, bis jemand krank ist, damit er *geheilt* werden kann. Wir sprechen hier nicht von Notfallmedizin. Diese hat selbstverständlich absolute Priorität.

Aber wenn wir wissen, dass beispielsweise 98 % aller Antidepressiva nur angewendet werden, um einen Menschen stillzustellen, und renommierte Psychologieprofessoren aus diesem Grund öffentlich die Pharmakonzerne anprangern, dann ist es nachvollziehbar, dass es in dem Spiel von chronischen Krankheiten vordergründig nur um Macht, Geld und leider auch Gier geht.

! Übrigens gibt es seit mindestens zehn Jahren medikamentöse Stoffe gegen Depression. Jedoch finden die Forscher keinen Pharmaanbieter, der so ein Produkt auf den Markt bringen will. »Wer will sich schon seinen eigenen 10 Milliarden-Euro-Markt kaputt machen?«, hieß es in einer kürzlich ausgestrahlten Reportage zu diesem Thema.

Sprechen wir also von der Körper- und Energieharmonisierung! Mobilisieren wir die Selbstheilungskräfte! In der asiatischen Regenerationsphilosophie hat die Regenerationsfähigkeit drei Phasen, welche zwingend zueinander gehören und in sich harmonisch ausgeglichen sein müssen.

Die drei Phasen sind:

1 Reinigung

2 Nahrung

3 Balance

Reinigung

Den Körper reinigen wir zuerst einmal von außen. Alles, was auf unsere Haut und auf unser Haar gelangt, dringt in unseren Organismus ein. Daher ist es unerlässlich, sich über die zum Teil katastrophalen chemischen Reinigungsmittel Gedanken zu machen, die wir für Körper und Haar verwenden. Siehe dazu mein Buch: *SkinWorld – Das Schönheitsprogramm*. Darin geht es um die Industriekosmetik, aber auch um die verjüngenden Eigenschaften, die die richtige Anwendung ausgeglichener Gesichts- und Körperpflegeprodukte hat. Die Reinigung ist aber für unser körperliches Innenleben noch wichtiger.

Die Formulaturen nach der *Traditionellen Chinesischen Medizin* für die Zellreinigung werden als Rezepturen beschrieben, die die Zellprozesse nähren, welche mit Reinigung und der Eliminierung von Abfällen und Verunreinigungen zu tun haben.

Durch die Kräuterauflage mit den Vitalpflastern auf den Füßen werden gerade hier sehr viele Vorgänge aktiviert. Das körpereigene Entgiftungssystem wird hochgefahren, und Toxine wie Schwermetalle werden direkt über die Fußsohle ausgeleitet.

Nahrung

Nahrung bedeutet, der Körperzelle Energie zuzuführen. Nicht der Brennwert der Nahrung ist ausschlaggebend (was bei uns im Westen zu stark gewichtet wird!), sondern die Energielieferung, die uns ein Nahrungsmittel bietet. Mit der richtigen Kochweise nach ganzheitlicher TCM und der Auswahl harmonischer, frischer, ganzheitlichr Nahrungsmittel können wir uns ideal gesund halten.

1984 wurde der Nobelpreis für Physik an Carlo Rubbia verliehen, dem ehemaligen Generaldirektor des CERN in Genf, der mit der Entdeckung der Feldpartikel den Beweis erbracht hatte, dass alles, was ist, nur zu einem Milliardstel aus Materie besteht. Der Rest ist reine Schwingung oder Information – also nicht materiell. Das heißt, die Energie/Schwingung formt und festigt die Materie (z. B. Zellen, Metall, Pflanzen usw.). Deshalb ist die hohe Schwingung als Nahrung für unsere Zellen geradezu elementar. Vitalpflaster der neuen Generation enthalten derart reiche Zellnahrung in Form von starker Schwingung (Qi = Energiefluss), dass sie als eigentliche Zellnahrung betitelt werden können.

Balance

Das ist das Grundprinzip der asiatischen Regenerationsphilosophie: Reinigen – Nähren – Balancieren. Und exakt bei diesem Prozess helfen die Vitalpflaster hervorragend.

Um die Balance in den *Fünf Elementen* der *Traditionellen Chinesischen Medizin* herzustellen, braucht es fundiertes TCM-Wissen. Auf den Punkt gebracht: Der Ausgleich von *Yin* und *Yang* auf der Ebene der Energie (= Schwingung 1:1 Milliarde vor der Materie) kann durch Techniken, durch die Einstellung, den Glauben, aber auch durch Lebensnahrung aller Art (Nahrung, Licht, Luft) hergestellt werden. Auf den Fußsohlen aufgeklebt, regulieren die Vitalpflaster das Energiebild des menschlichen Körpers außerordentlich gut.

Die Themen *Reinigung, Nahrung und Balance* werden im Folgenden noch ausführlich behandelt.

Akupunkturpunkte & Vitalpflaster

Grundsätzlich werden die Vitalpflaster meistens über Nacht auf den Fußsohlen aufgetragen. Dabei ist es wichtig, dass die Pflaster immer auf beiden Füßen gleichzeitig aufgelegt werden. Zunächst möchte ich noch auf die Akupunkturpunkte eingehen und erläutern, was ein Akupunkturpunkt ist und wieso die Vitalpflaster genau auf den Akupunkturpunkten ihre besondere positive Wirkung entfachen, und zwar ohne Akupunktur studieren zu müssen.

Die Verabreichung der Pflaster geschieht über Reflexzonen und Akupunkturpunkte.

Genial und einfach

Wir akupunktieren grundsätzlich nur *aktive* Punkte. Jede Akupunktur nichtaktiver Punkte wäre juristisch gesehen sogar Körperverletzung. Wir sprechen in diesem Zusammenhang ja von Nadeln. Mit Vitalpflastern kann man ausgeglichene, ruhige Akupunkturpunkte nicht stören, da das Vitalpflaster *immer* harmonisch ausgleichend wirkt. Mit Nadeln, Massage, Moxa und dergleichen jedoch schon.

Jeder Akupunkturpunkt enthält elektro- und elektromagnetische Verteilungen. Dabei handelt es sich um unterschiedliche Ladungsverteilungen auf der Haut. Eine gleichmäßige Verteilung von positiver und negativer Ladung bedeutet, dass der Akupunkturpunkt neutral ist.

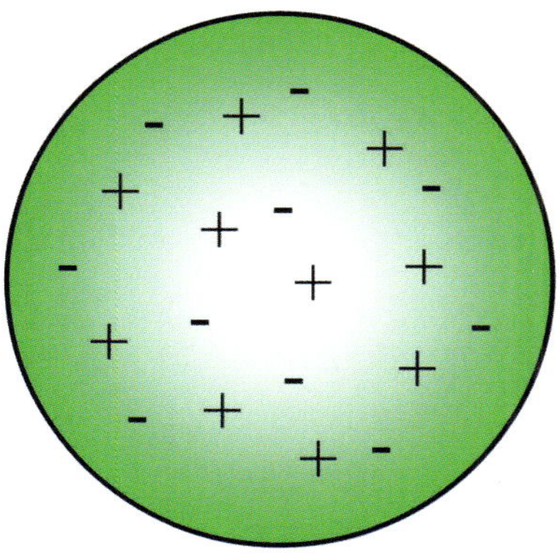

Akupunkturpunkt neutral

Ein aktiver Akupunkturpunkt weist hingegen einen Mangel an Minus- oder an Plus- Spannungspunkten auf.

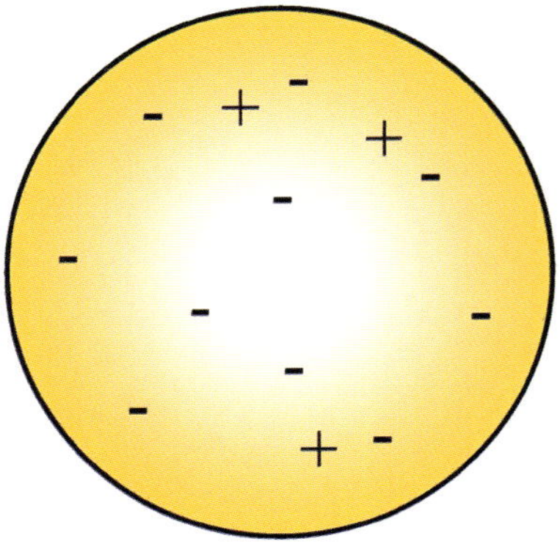

Akupunkturpunkt aktiv

Zum Austesten, ob ein Akupunkturpunkt wirklich labil ist, gibt es verschiedene Techniken. Eine davon ist die Berührung des Akupunkturpunktes mit elektrischem Strom (z. B. 3-Volt-Batterie), entweder mit dem Minus- oder dem Pluspol. Dadurch wird eine Ladungsverschiebung erreicht. Das heißt, die wenigen noch verbleibenden Minus- oder Plusladungen verschieben sich aus dem Akupunkturpunkt.

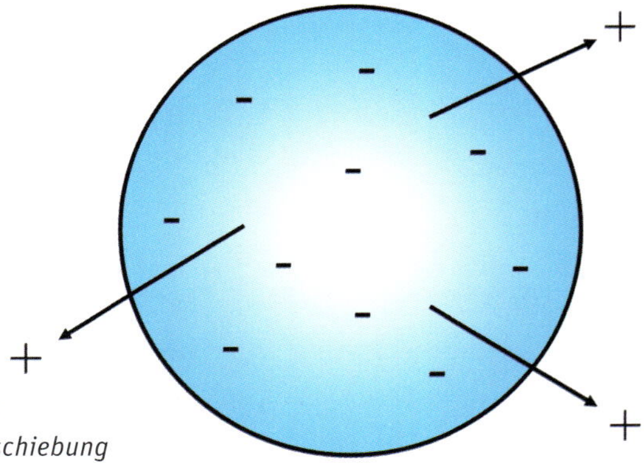

Akupunkturpunkt mit ›+‹ Pol elektrisch stimuliert = Ladeverschiebung

Durch diesen Mikroreiz verstärkt sich die (in diesem Fall) negative Ladung, der Sympathikusreflex wird spürbar (Puls), und es entsteht ein aktiver Pulsreflex. Diesen Reflex kann ein

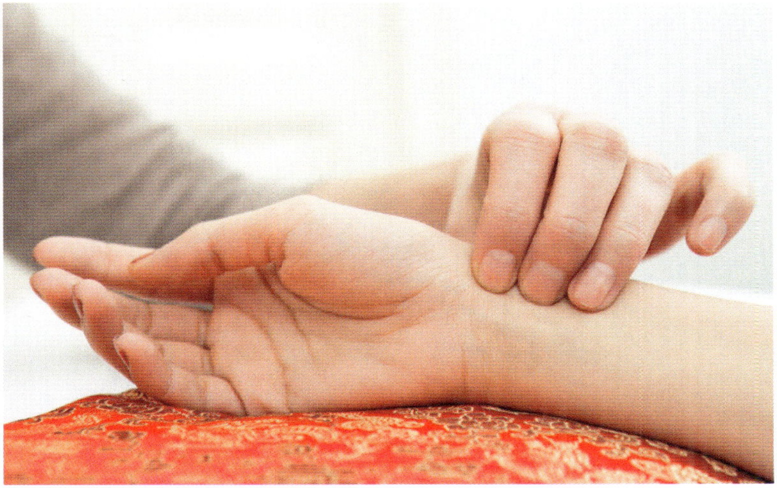

Pulsdiagnostik ist die hohe Kunst der TCM. Für die Vitalpflaster ist diese Technik aber nicht notwendig.

geübter RAC-Pulsdiagnostiker (Reflex Auriculo Cardialis) am Handgelenk ertasten. Allerdings sollte dies Fachleuten überlassen werden.

Das Ziel einer Akupunktur ist es, den disharmonischen Zustand des aktiven Akupunkturpunktes durch Nadeltechnik auszugleichen. Dabei bedient sich der Akupunkteur zweier grundsätzlicher Techniken:

Sedieren, um eine Überspannung auf dem Akupunkturpunkt abzuleiten und
Tonisieren, um eine Unterspannung zu aktivieren.

Durch die Rezeptur der neuen Generation an Vitalpflastern wird durch Turmalin und weitere kombinierte Kräuterinhaltsstoffe eine ausgeglichene Akupunkturpunktspannung erzielt. Grundsätzlich harmonisiert eine ausgleichende, in die Mitte ziehende Spannung das Feld des Akupunkturpunktes, ähnlich wie beim Kochen: Wenn Sie eine Soße kochen wollen und mit zu großer Hitze arbeiten, brennt alles an. Sie müssen die Soße also zuerst kühlen (sedieren). Wenn sie kalt

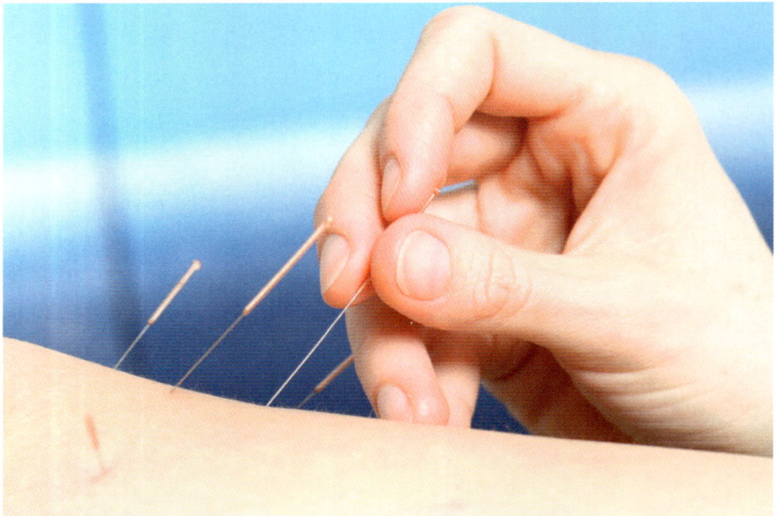

Akupunktur will gelernt sein. Die neue Generation Vitalpflaster kann gefahrlos von jedem angewendet werden.

ist, wird sie nie gar, und sie schmeckt nicht. Also müssen Sie wieder aufheizen (tonisieren). Die ideale, perfekte Wärme im Kochtopf zu erzielen, ist eine Kunst. Aber sie lässt sich lernen. Jeder, der schon lange kocht, kennt das Problem der Kochtopfwärme. Er weiß aber auch, dass er nur durch die jahrelange Übung langsam, aber sicher das Gefühl für die richtige Wärme bzw. Hitze bekommt.

Genauso ist es auch mit dem Ausgleich der Akupunkturpunkte. Erst jahre-, ja sogar erst jahrzehntelange Übung macht einen Meister der Akupunktur.

Anders die Pflaster. Sie müssen harmonisch ausbalanciert sein, damit sie den Akupunkturpunkt weder tonisieren noch sedieren, sondern ihn in die Mitte holen.

Das sind die besonderen Eigenschaften der heutigen Vitalpflastergeneration, neben anderen Funktionen. Aber gerade hierdurch unterscheiden sich seriöse Vitalpflasterhersteller von Billiganbietern, denen es eher darum geht, auf der Welle des Erfolges mitzuschwimmen.

Ich freue mich darüber, wenn viele Menschen die Vitalpflaster zu ihrem Vorteil nutzen. Wenn das Pflaster nicht wirklich Energie ausbalancierend wirkt, wird der Test mit irgendeinem Vitalpflaster negativ ausfallen. So habe ich in meinen Forschungen in den letzten Jahren viele Menschen kennengelernt, die bereits vitalpflastergeschädigt waren. Ich schenkte ihnen dann meistens ein Vitalpflaster von mir, um sie zu überzeugen, und damit sie das Vitalpflaster noch einmal testen konnten. Dabei sollten sie das Pflaster exakt nach meiner Vorgabe anwenden. Man kann die Menschen, die nach dieser Erfahrung die Vitalpflaster nicht freudestrahlend weiterverwendet haben, an den Fingern einer Hand abzählen.

Vitalpflaster gleichen den Energiegehalt (Spannung) von Akupunkturpunkten harmonisch aus. Wenn man die richtigen Punkte anwendet, erzeugt das sehr verblüffende Resultate.

Reflexzonen & Vitalpflaster

Als Reflexzone wird ein Körperbereich bezeichnet, der aufgrund einer Wechselwirkung zu einem Körperteil zur Untersuchung wie auch zur Behandlung dient. Sicher sind Ihnen Fußreflexzonenmassagen ein Begriff. Von der Schulmedizin wird diese Behandlungsform oft belächelt. Gleichzeitig warnt sie jedoch davor, zum Beispiel während der Schwangerschaft die falschen Punkte zu drücken, da dies eine Frühgeburt auslösen könne. Da darf die Frage gestellt werden, ob die Fußreflexzonenmassage nun wirkt oder nicht.

Fußreflexzonentherapie ist den Heilberufen vorbehalten. Allerdings kann jeder Fußreflexzonenmassage anwenden. Offensichtlich spielt das lediglich in der Abrechnungsmethode (Krankenkasse oder Cash oder gratis in der Partnerschaft, der Familie oder unter Freunden) eine Rolle, über die Wirkung selbst streiten sich die Fachleute.

Es gibt viel Fachwissen über die Reflexzonen. Jüngste Beispiele aus Deutschland und Österreich zeigen: Forscher an der Universität Innsbruck haben nachgewiesen, dass durch

Der Nachweis über die positive Wirkung von Reflexzonenbehandlung ist längst erbracht!

Druckstimulation auf den Reflexzonen der Niere die Nierendurchblutung aktiv stimuliert werden kann, d.h. in gewisser Weise lassen sich per Fernbedienung die Nieren aktivieren. Eine Untersuchung an der Universität Jena konnte nachweisen, dass sich durch die Behandlung der Fernreflexpunkte der Knie eine deutliche Linderung von Kniearthroseschmerzen bei Patienten erreichen ließ. Aber werden die Füße nicht dauernd durch den Druck des Körpers massiert? Die Fußreflexzonen wurden ursprünglich beim Barfußgehen automatisch durch die Unebenheiten des Untergrunds behandelt. Erst seit der Mensch Schuhe trägt, werden diese Zonen sträflich vernachlässigt. Und allein die Massage der Punkte ist nicht ausreichend. Mindestens so wichtig ist die energetische Regulierung. Durch die Massage am Fuß werden die Reflexzonen wieder besser durchblutet und zugleich auch das entsprechende Organ. Sie können das selbst einmal ausprobieren. Wenn Sie zum Beispiel die mittlere Zehe massieren, können Sie bereits nach kurzer Zeit feststellen, dass der Mittelfinger der heißeste Finger Ihrer Hand ist.

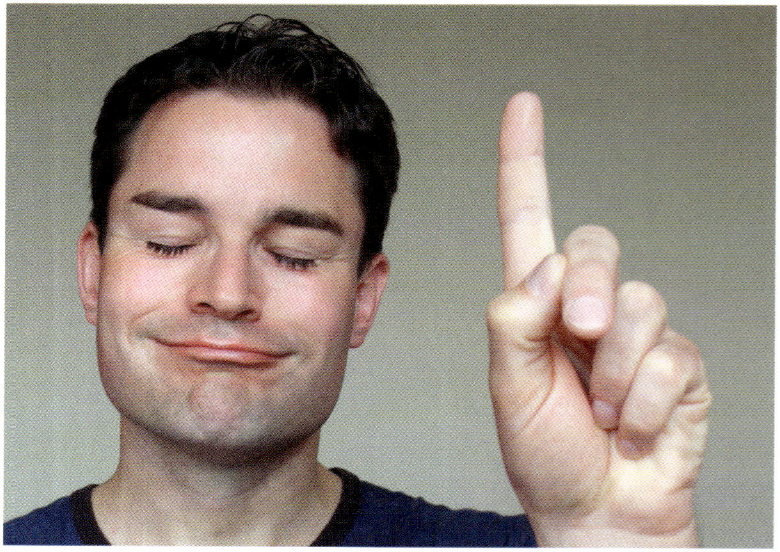

Ah, Moment! Was war noch mal der heißeste Finger – genau der Mittelfinger, aber den zeigt man ja bekanntlich nicht.

Da jeder Muskel und jedes Organ nur optimal funktionieren kann, wenn es gut durchblutet ist, kann über die Fußreflexzonenmassage und ganz speziell mit den Vitalpflastern, an den richtigen Stellen am Fuß aufgeklebt, eine Selbstheilung in Gang gesetzt werden.

Grundsätzlich ist die Fußreflexzonenbehandlung in den fernöstlichen Massagetraditionen bekannt. Sie findet sich in der ayurvedischen Massagetradition genauso wie in der historischen Thaimassage und der chinesischen Tuinamassage. Als Pionier der neueren westlichen Reflexzonenmassage gilt der amerikanische Arzt *William Fitzgerald* (1872–1942). Er hatte sich neben seiner schulmedizinischen Ausbildung auch Kenntnisse der Methoden indianischer Volksmedizin angeeignet, wozu Vorstellungen über reflektorische Zusammenhänge und eine Druckbehandlung gehören, wie sie seit Jahrhunderten bis heute in den Indianer-Reservaten angewendet wird.

Fitzgerald entwickelte daraufhin ein System: Er teilte den Körper in zehn senkrechte Zonen (Zonentherapie) ein. Dieses Konzept stellte bereits 1917 die Basis der heutigen Reflexzonentherapie. Später wurden diese Längszonen auch in drei Querzonen eingeteilt. Diese Einteilung stellt bis heute die Grundlage der Reflexzonentherapie dar.

Von Amerika aus kam die *Reflexology* über England auch nach Deutschland. In der Ausbildungsstätte von *Hanne Marquardt* wird das System seit 1967 weitergegeben.

Die Anwendung von Vitalpflastern auf den Reflexzonen ist nicht nur neu, sondern nach Millionen von Anwendern und Erfahrungen hoch effizient und schonend. Viele Anwender berichten Großartiges allein durch das Aufkleben des Pflasters an den Fußsohlen.

Die Fußreflexzonen unseres Körpers sind wichtig für den richtigen Einsatz von Vitalpflastern.

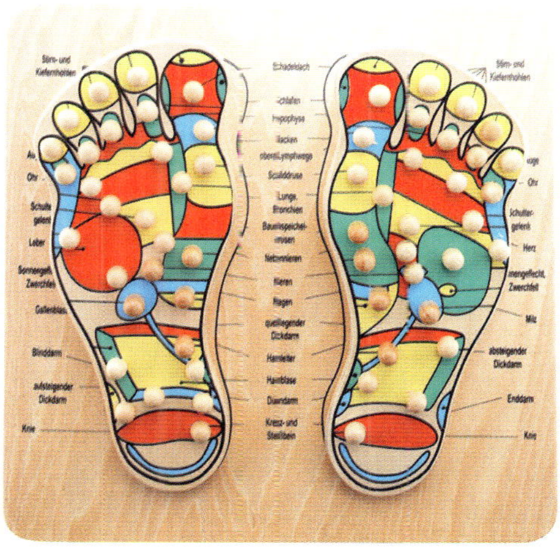

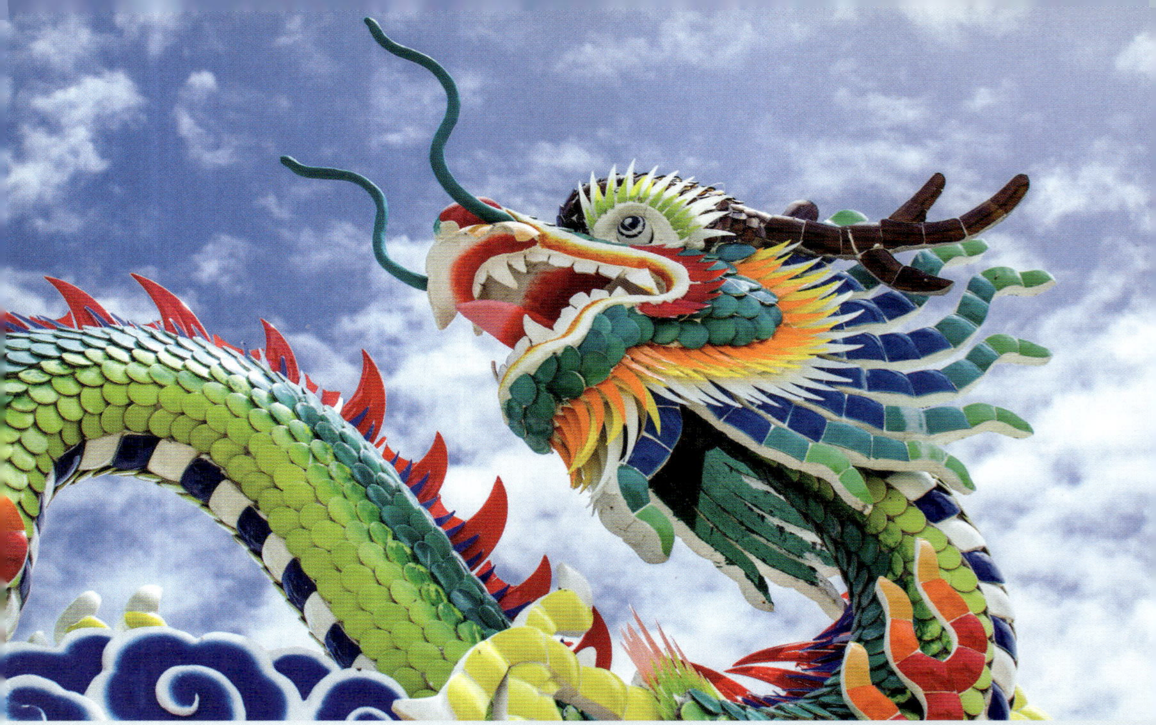

Nachweise über die Wirksamkeit

Erfahrungsberichte

Empirische Untersuchungen belegen die Wirkung der Vitalpflaster. Sie wurden vielen Untersuchungen in Labors unterzogen. Vor allem zahlreiche Universitäten wollten nachweisen, dass der *Zauber* Vitalpflaster kaum einer Prüfung standhalten würde. Häufig sind gerade diese Untersuchungen die bedeutendsten Nachweise über die Wirkung der Vitalpflaster, weil sie mit großem Forschungsaufwand betrieben wurden. Meistens blieben aber die Ergebnisse unveröffentlicht. So ein *Wunderzeug* wollte man sich als Mediziner nicht auf die Fahne schreiben. Die asiatische Heilkunst dagegen beruft sich weniger auf Forschungen, als vielmehr auf Erfahrung.

Und Erfahrung haben wir zur Genüge gesammelt. Daher habe ich viele Erfahrungsberichte in das Buch aufgenommen. Sie sind größtenteils von den Anwendern direkt zu mir gelangt, zum Teil haben sie Berater oder Therapeuten an mich weitergeleitet (selbstverständlich immer mit Genehmigung der Anwender).
Im Folgenden erste Erfahrungsberichte, die sich dem Thema *Wohlgefühl mit Vitalpflaster* zuordnen lassen. Weitere Erfahrungsberichte zu anderen Themen bzw. Krankheiten finden sich weiter hinten im Buch.

Energie

Wohlgefühl, Schwitzattacken, Vitalität, Lebensfreude, Stoffwechselstörung

Gern berichte ich Ihnen, wie es mir gesundheitlich geht. Ich begann die Zonen an den Füßen und Lu 7/9 mit dem Vitalpflaster zu bekleben. Was in diesen 10 Tagen passierte, ist für mich enorm. Innerhalb eines Tages waren meine Schwitzattacken weg, die Müdigkeit und auch die schwachen Beine haben sich in diesen Tagen als Symptome verzogen. Es geht mir wieder sehr gut, und ich habe wieder Energie. Ich werde die Pflaster an den Füßen noch weiter kleben und den weiteren Verlauf verfolgen. Besten Dank für Ihren Rat.
Mario E., Schweiz

Die Erfahrungsberichte sind direkt von Betroffenen! Namen wurden von der Redaktion geändert.

Mein Mann ist seit Wochen extrem müde. Jetzt habe ich ihm geraten, er solle die Leber- und Nierenpunkte mit den Pflastern bekleben. Felix ist, seit er mit den Vitalpflastern die Akupunkturpunkte beklebt, wie ausgewechselt. Er ist viel vitaler und hat wesentlich mehr Lebensfreude. Wir sind beide sehr glücklich darüber. Vielen Dank!
Anna F., Schweiz

Ich hatte Stoffwechselstörungen, war immer sehr müde, konnte mich kaum aus dem Bett bewegen, hatte einen sehr unruhigen Schlaf, Schweißausbrüche und war den ganzen Tag über antriebslos. Der Urin war dunkelgelb und roch schlecht. Einen Monat mit dem Vitalpflaster, und ich fühlte mich wieder wohl und konnte wieder in gewohntem Tempo arbeiten. Eine Besserung verspürte ich bereis nach zwei Wochen.
Jana M., Schweiz

Jetlag

Wir waren dieses Jahr wieder in den USA. Normalerweise habe ich auf dem Rückflug von USA nach Deutschland immer ziemliche Probleme mit dem Jetlag. Die sind meistens erst nach zwei Wochen vorbei, und nicht wie bei den meisten Menschen schon nach drei Tagen. Dieses Mal habe ich auf dem Hinflug Ma36 geklebt und erstaunlicherweise keinen Jetlag gehabt. Ich war so erstaunt, dass ich fast nicht gemerkt habe, dass ich in einer anderen Zeitzone bin. Ich war weder müde noch sonst etwas. Aus den USA in Deutschland zurück, habe ich dasselbe gemacht, aber eigentlich eher deswegen, damit mir nicht übel wird und ich keine Migräne bekomme, sozusagen als Vorsorge gegen die üblichen Reisebeschwerden. Aber

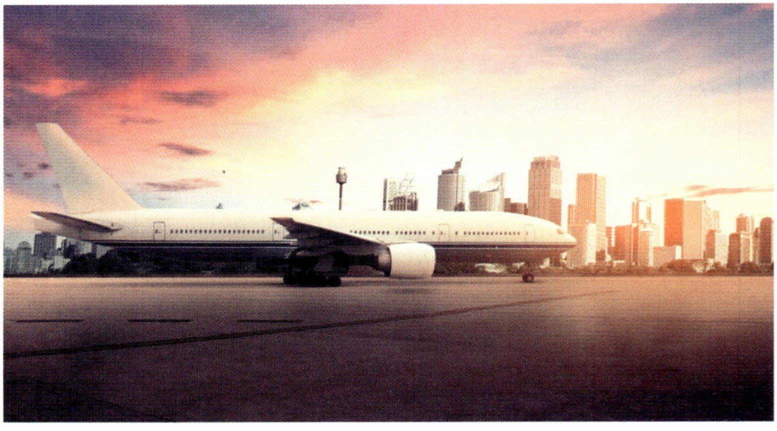

Zeitumstellungen versetzen unseren Körper in Stress.

ich habe dann wirklich kaum Probleme gehabt, als ich in Deutschland war. Am ersten Tag, nachdem ich viele Stunden wach war, bin ich in mein Bett gefallen. Aber ich habe mich angestrengt, wach zu bleiben, und das funktionierte. Abends um 21:00 Uhr ging ich dann ins Bett und konnte bis zum Morgen durchschlafen. Damit war das Schlimmste vorbei. Ma36 wirkt gegen Jetlag. Das ist wirklich genial. So fliegt man gern.
Alf K., Deutschland

Der Magen-36-Akupunkturpunkt ist ein Meisterpunkt. Er ist der Qi-Fluss-Punkt par excellence (Energieaufbau).

Schlaf

Energie, Erholung, Vitalität, Antibiotika, Hunger

Intensiv habe ich zu Beginn drei Wochen jede Nacht die Pflaster an die Füße geklebt und inzwischen intuitiv weiterhin etwa ein- bis zweimal pro Woche. Innerhalb von Minuten war bei jedem Kleben spürbar, dass die Füße und Beine zu kribbeln begannen und die Durchblutung stark aktiviert wurde. Mein Schlaf ist in den »Klebenächten« viel tiefer, und die Träume sind intensiver. Das Aufstehen fällt leichter, und ich starte deutlich erholter in den Tag als in klebefreien Nächten.
Petra S., Österreich

Immer wenn ich ausgelaugt bin, wenn mein Schlaf unruhig ist, starte ich mit einer Pflasterkur. Nach gut drei Tagen geht es mir dann wieder bedeutend besser.
Sonja D., Österreich

Ich wende die Pflaster alle drei bis vier Monate an, um zu entgiften. Jedesmal wenn ich so eine Kur über drei Wochen durchführe, merke ich, dass ich vitaler bin, dass ich gut drauf, dass ich einfach glücklich bin. Ich möchte die Pflaster nicht mehr missen. Schön, dass es solch tolle Produkte gibt.
Martha O., Schweiz

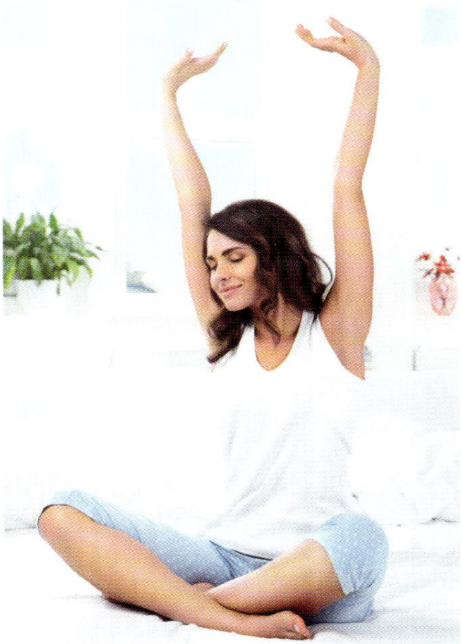

Ich bin 60 Jahre alt. Nach einer zweiwöchigen starken Ausscheidung über die Pflaster hatte ich einen richtigen Energieschub. Seitdem schlafe ich auch viel besser.
Catherine M., Schweiz

Ich muss sehr oft Antibiotika einnehmen. Danach bin ich dann oft todmüde, angespannt und sehr anfällig für alle möglichen Krankheiten. Nun habe ich die Vitalpflaster ausprobiert, und ich bin viel fitter und nicht mehr so antriebslos. Ich bin sehr froh, diese Pflaster kennengelernt zu haben.
Sieger F., Schweiz

Morgens frisch und munter, dank der Vitalpflaster.

Ich bin morgens oft müde und antriebslos und stehe meistens wie gerädert auf. Seit ich die Pflaster auf die Mitte der Füße klebe, schlafe ich ruhiger, und ich bin morgens wesentlich fitter, und das schon nach eineinhalb Wochen. Das ist einfach super!
Peter H., Schweiz

Ich habe die Pflaster zwei Wochen lang auf die Mitte meiner Füße geklebt. Dabei habe ich viel besser geschlafen als sonst, d. h., meine nächtlichen Wachphasen sind von Tag zu Tag kürzer geworden.
Anita F., Schweiz

Dies sei für den ersten Eindruck erst einmal genug. Wo sich die jeweiligen Akupunkturpunkte befinden, an anderer Stelle mehr. Am Ende des Buches ist eine Abbildung mit einer Tabelle der wichtigsten Akupunkturpunkte abgedruckt.

Störfeldtechnik und Vitalpflaster

Mit Vitalpflastern sind beim Thema Störfelder geradezu revolutionäre Durchbrüche registriert worden.

Was sind Störfelder, und wie kann man sie erkennen?

Die Deutsche Akademie für Akupunktur (DAA e. V.) beschreibt sie so: »Der Krankheit an die Wurzel gehen!« Sehr viele Menschen tragen, ohne es zu wissen, Störherde (Störfelder) in sich – Dauerbelastungen für den Organismus, die zu unklaren und chronischen Beschwerden führen können. Oft sind Störherde auch die Ursache, wenn Therapien (darunter die Akupunktur) nicht genügend ›anschlagen‹. Störherde sind zum Beispiel häufig verborgene Krankheitsprozesse wie chronische Entzündungen (Mandeln, Nasennebenhöhlen, wurzelgefüllte oder ›tote‹ Zähne), aber auch Narben oder Giftbelastungen (Quecksilber und anderes). Mit (Laser-)Akupunktur der entsprechenden Punkte im Ohr lassen sich die Störherde gut behandeln. Auch bei Symptomfreiheit kann ein vorsorglicher Check-up sehr hilfreich sein. Denn oft hat sich der Organismus mehr oder weniger mit eventuellen Störfeldern *arrangiert* und kann die schädlichen Auswirkungen eines Herdes zunächst noch unterdrücken. Jedoch kann bei einer schwereren Erkrankung und/oder beim Älterwerden das Gleichgewicht der Abwehrenergie zusammenbrechen. Der Organismus hat dann zu wenig Kraft, um die Krankheit optimal zu bekämpfen, und es beginnt ein meist langwieriger Krankheitsprozess. Das Vorhandensein eines oder mehrerer Störherde im Körper führt zu einer Blockade der Selbstheilungskräfte des Körpers. Es entwickelt sich im Allgemeinen ein chronisches Krankheitsbild, dessen eigentliche Ursache mit schulmedizinischer Diagnostik nicht geklärt werden kann. Um eine Heilung zu ermöglichen, muss aber der verursachende Herd zunächst gefunden und beseitigt werden.

Der Körper arrangiert sich häufig mit Störfeldern. Langfristig ergeben sich daraus aber chronische Gebrechen.

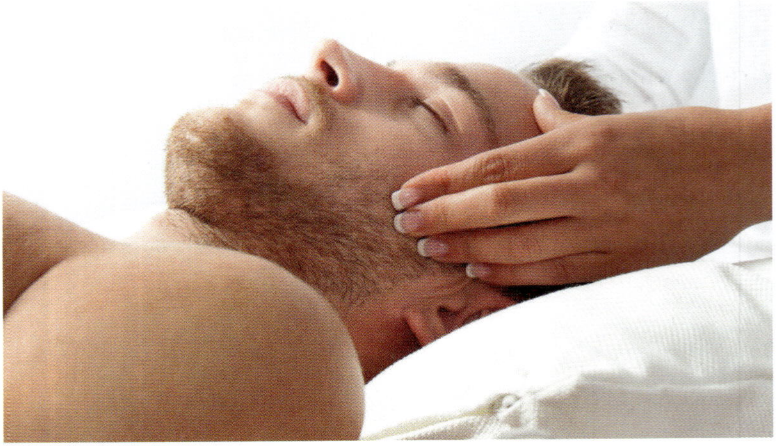

Störfelder werden häufig mit sanften Therapieformen aufgelöst.

Ein mir bekannter Arzt, den ich hier nicht namentlich nennen möchte, um seinen Terminkalender nicht über Gebühr zu strapazieren, hat in seiner Praxis für Schulmedizin und TCM eine Erhebung durchgeführt. Als Facharzt, Buchautor über Organfrequenzen und Dozent für Akupunktur hatte er anfänglich keine großen Erwartungen an die Vitalpflaster. Aber er war so interessiert wie ich es war, als ich mit den Vitalpflastern begonnen habe, und er wollte selbst damit Erfahrungen machen.

Dabei hat er vier Patienten Vitalpflaster einfach auf die Füße kleben lassen. Zuerst testete er die Patienten auf ihre Störfelder. Dabei wird von Typ 1 (stark) bis Typ 5 (schwach) unterschieden. Danach mussten die Patienten über 15 Nächte beide Füße mit Vitalpflastern bekleben. Nach den zwei Wochen kamen die Patienten dann zum Nachmessen. Im Normalfall lassen sich durch die Selbstheilungskräfte die Störfelder so gut wie nicht und wenn überhaupt, nur sehr langsam verbessern. Eine ganze Stufe Verbesserung tritt meistens erst nach einem Jahr oder sogar noch später ein.

Auf einer Veranstaltung präsentierte ein Vertreter des Forschungsarztes nach nur zwei Wochen Testzeit bereits die ersten vier Fälle.

Patient 1: 36-jähriger Patient, Schmerzen im Fuß

Erhebung zu Beginn: Drei Störfelder, Typ 1, Narbe lumbal, Lende, Typ 3, Narbe an rechter Hand nach schwerer Verletzung, Typ 4, Narbe nach Hauttransplantation, Schmerzen im linken Fuß.
Resultat nach 15 Nächten Vitalpflaster: Alle drei Störfelder verbesserten sich innerhalb dieser Zeit um jeweils eine Stufe!

Patient 2: 30-jährige Patientin, subjektiv beschwerdefrei

Erhebung zu Beginn: Typ 3, Störfeld Quecksilber
Resultat nach 15 Nächten Vitalpflaster: Das Quecksilber-Störfeld besserte sich um eine Stufe, Typ 3 zu Typ 4, bei weiterhin subjektiver Beschwerdefreiheit, und dies trotz Quecksilberentgiftung.

Patient 3: 44-jährige Patientin, allergische Rhinitis (chronischer Nasenkatarrh)

Erhebung zu Beginn: Typ 3, Störfeld rechte Nasennebenhöhle, Dioxinbelastung, (homöopathische Potenz DM 1:1 Mio).
Resultat nach 15 Nächten Vitalpflaster: Verbesserung des Nasennebenhöhlenstörfelds von Typ 3 zu Typ 4. Auch die Dioxinbelastung, gemessen an der homöopathischen Potenz von DM zu MM (1:0,5 Mio), zeigte eine deutliche Verbesserung. Die Rhinitis wurde subjektiv als leichter empfunden.

In der Zwischenzeit wurden Hunderte von Menschen mit diesem Verfahren nachgemessen. Die Resultate sind erstaunlich!

Patient 4: 47-jährige Patientin, Hirntumor, Vertigo (Schwindel)

Erhebung zu Beginn: Formaldehydbelastung
Resultat nach 15 Nächten Vitalpflaster: Sowohl subjektive als auch objektive Verbesserung der Symptomatik.
Zusammenfassende Aussage: Durch die Anwendung der Vitalpflaster kann anscheinend eine Verbesserung, vor allem der Störfelder, erreicht werden. Weitere Anwendung an weiteren Patienten werden schlüssigere Aussagen ergeben.

Fazit

Die Vitalpflaster, aufgetragen auf der Mitte der Fußsohlen, beide Seiten notabene, bringen bei Störfeldern aller Art innerhalb von nur zwei Wochen eine durchschnittliche Verbesserung von einem Störfeldfaktor. Das sind 20 bis 50 % Verbesserung, je nachdem, wo sich der Ausgangsmesspunkt befand. Das ist enorm und wird normalerweise, wenn überhaupt, in so kurzer Zeit ausschließlich mit intensiver Therapiearbeit erreicht. Alle verwenden dasselbe Pflaster und verwenden es in gleicher Weise. Das sieht nach einem Allerweltsheilmittel aus. Tatsache ist jedoch, dass das Pflaster die Selbstheilungskräfte aktiviert. Es ist kein Heilmittel.

Studie Vitalpflaster

Eine mir bekannte Ärztin aus Wien hat eine umfangreiche Untersuchung an Probanden mit Vitalpflastern durchgeführt. Dabei handelte es sich um die alte Generation Pflaster, die Chitosan enthielt, wobei der Wirkstoff Bambusextrakt nur zu 2 % auf einem Pulverträger im Pflaster aufgespritzt war (die neue

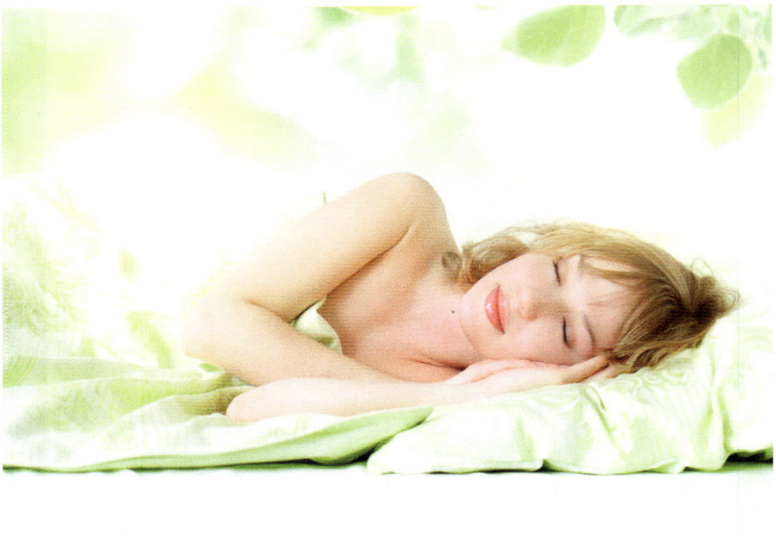

Vitalpflaster mussten schon viele Prüfungen, Untersuchungen und Tests über sich ergehen lassen.

Generation weist 100 % reinen, luftgetrockneten Bambusessig auf). Das alte Pflaster ist heute durch neue, verbesserte Vitalpflaster in der Wirkung wesentlich optimiert. Dennoch zeigt die Studie, welche Wirkungen schon die alte Generation Pflaster hatte.

Vorgehensweise bei der Studie

Messung A: Vor der ersten Anwendung wurden an allen neun Probanden 20 verschiedene Parameter mit einer genau definierten Intensität gemessen. Diese 20 Parameter bildeten den Ausgangswert des momentanen Energiestatus der Person.

Messung B: Danach – noch vor der Anwendung des Vitalpflasters – wurden die gleichen Parameter gemessen. Dabei wurden den Probanden Vitalpflaster mittig unter die Fußsohlen gelegt. Wir achteten darauf, dass die beiden Pflaster bei allen Personen an derselben Stelle aufgelegt wurden (oberer Rand am Beginn des Längsgewölbes; Pflaster der Länge nach auf der Fußsohle).

Die Differenz zwischen A und B ergibt das energetische Potenzial, das die beiden Pflaster an den Fußsohlen im Moment bewirken.

Verlauf

Die Personen legten in den nächsten zehn Nächten das Vitalpflaster an den Füßen auf. Sie wurden gebeten, täglich ihre Befindlichkeit in Bezug auf ihre Leistungsfähigkeit, Schlafqualität, den Appetit, die emotionale Stabilität und ihre Konzentrationsfähigkeit auf einer Skala zwischen 1 und 10 einzutragen.

Messung C: Nach zehn Nächten wurden an den neun Testpersonen alle ursprünglichen Parameter erneut gemessen.

Die Differenz zwischen Messung A und Messung C ergab den tatsächlich erreichten Unterschied durch die zehn Tage lange Anwendung der Vitalpflaster.

Das Ergebnis

Die Zahlen bedeuten die Messresultate nach *speziellen Messtechniken*. Diese sind unbedeutend, bedeutend sind dagegen die Veränderungen. Die Zahlen sind für alle Probanden zusammengefasst. Sie spiegeln das Gesamtresultat wider.

Yin-Yang-Mitte-Vitalität

	vorher	nachher	Steigerungsfaktor
Vitalität Yin	1,39	3,36	2,42
Vitalität Yang	1,85	3,42	1,85
Vitalität Mitte	1,90	3,70	1,95
Gesamtvitalität	**0,94**	**2,20**	**2,34**

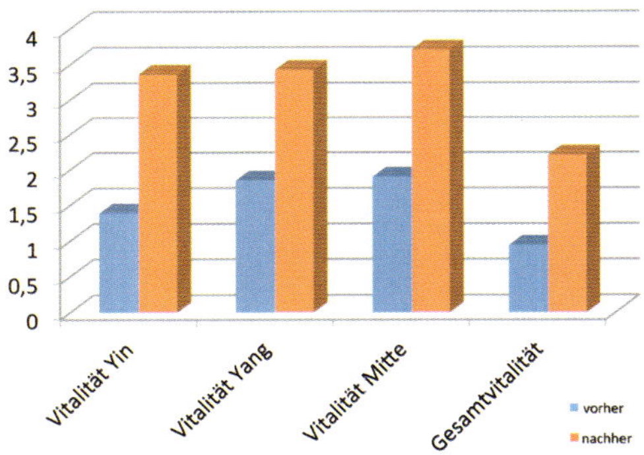

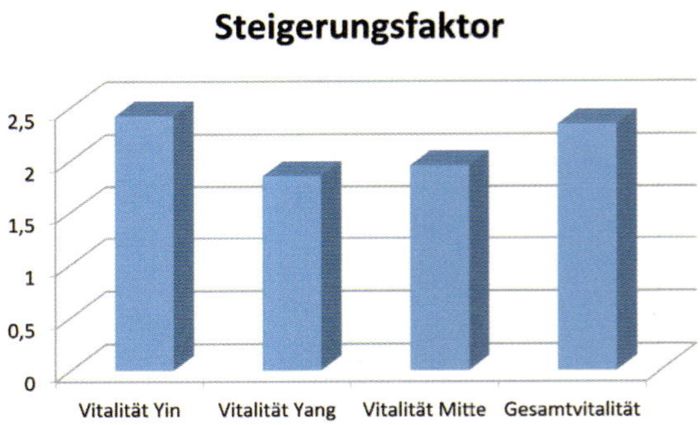

Fazit

Die Messresultate zeigen, dass Yin, Yang und die Mitte durch die Anwendung der Vitalpflaster innerhalb von 10 Tagen um mehr als den Faktor 2 angestiegen waren.

Vitalität der fünf Yin-Organe und des Lymphsystems

	Ausgangs-wert	nach 10 Nächten	Steigerungsfaktor
Nierenenergie	1,600	4,083	2,552
Leberenergie	1,889	3,944	2,088
Herzenergie	1,950	3,817	1,957
Milz-Pankreas	1,794	4,300	2,397
Lymphsystem	1,356	4,439	3,274
Lungen	1,939	4,167	2,149

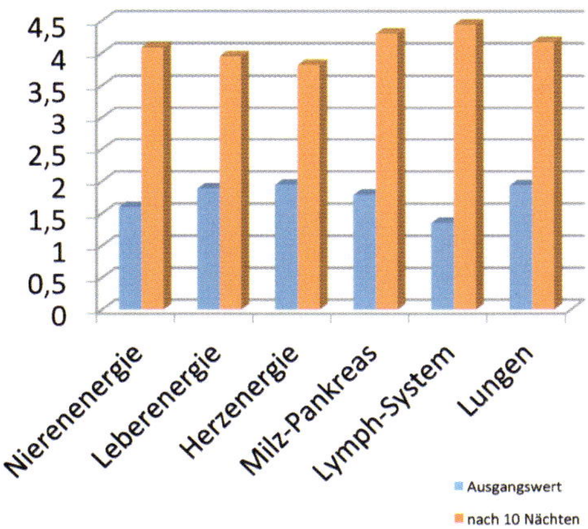

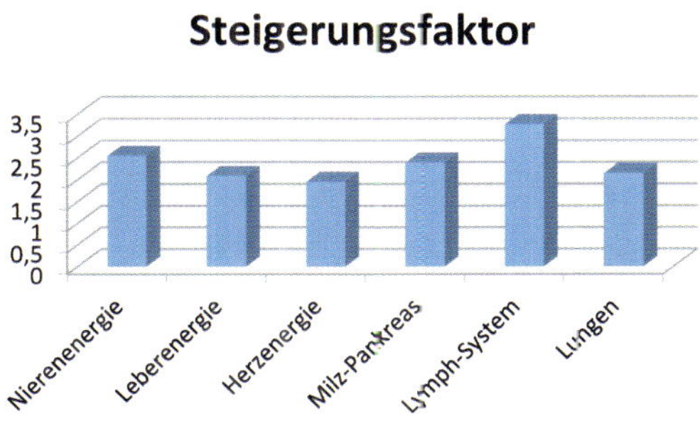

Fazit

Diese Auswertung zeigt, dass die einzelnen Organe an Energie gewinnen konnten und dass auch das lymphatische System deutlich vitaler (entgiftet) wurde.

Toxische Belastungen

	Ausgangswert	nach 10 Nächten	Reduktion in %
Schlüsseltoxine	3.11	0.44	85.99
Toxine	3.17	0.82	74.2
Quecksilber	2.41	0.8	66.8

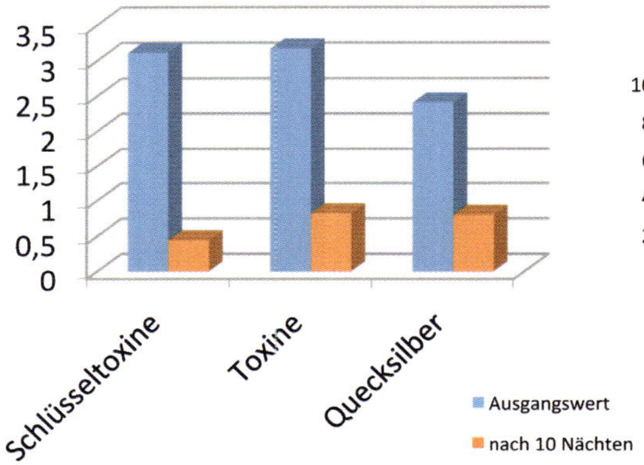

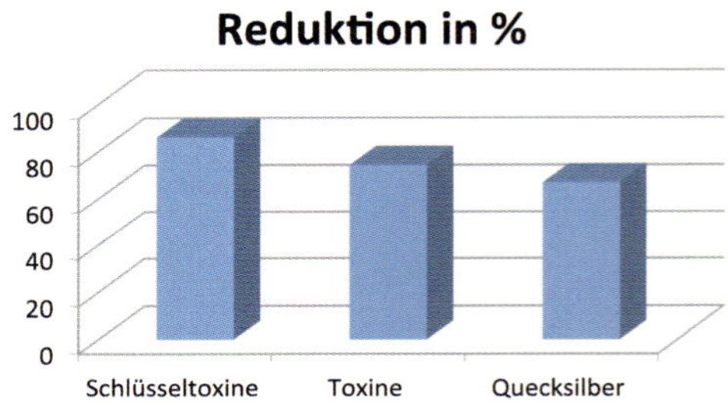

Fazit

Wie Dr. Klinghardt an anderer Stelle in diesem Buch zeigt (→ Seite 68f.), ist die Entgiftung insbesondere bei Schwermetallen außerordentlich gut!

Säure-Basen-Werte

Säure-Basen-Haushalt-Polarisierung

	vorher	nachher
Basenpool	1,417	4,606
Säurepool	4,039	1,233

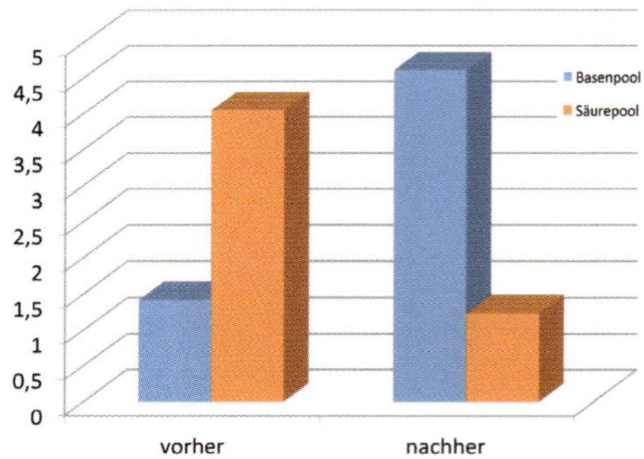

Fazit

Der energetische Säure-Basen-Pool hat sich in nur zehn Tagen gedreht. Das heißt, der Körper ist nun in der Lage, Säure loszulassen und Stück für Stück in die Säure-Basen-Balance zu kommen.

Störherde

	Ausgangswert	nach 10 Nächten	Reduktion in %
Störherde	0,88	0,51	41,93
Verdeckte Störherde	0,11	0,05	54,95

Fazit

Auch diese Studie zeigt, dass sich die Störherde bei allen Probanden deutlich verbessert haben. Dies ist ein weiterer Beleg für die energetische Wirkung der Vitalpflaster.

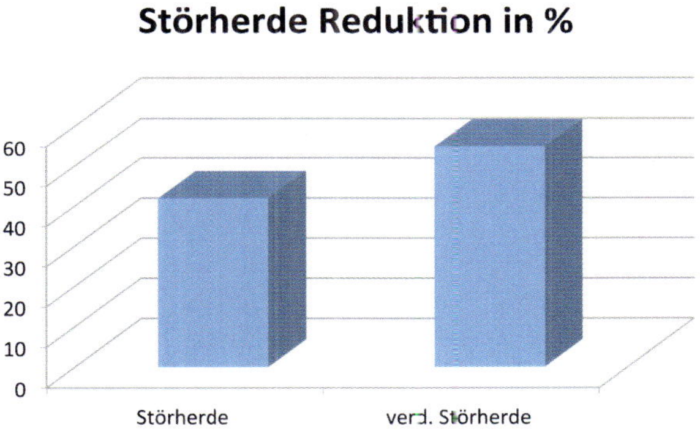

! Mittlerweile führen wir keine Studien mehr durch – die Erfahrungen und Erlebnisse von Zehntausenden von Menschen sind wesentlich bedeutsamer. Aber gerade zu Beginn waren wir für den Nachweis der Wirkung der Vitalpflaster sehr dankbar.

Vitalpflaster ist Lichtnahrung für den Körper

Die wichtigste Voraussetzung, dass Leben überhaupt stattfinden kann, ist Licht. Natürlich sind auch Mineralien und Sauerstoff bzw. Luft notwendig. Aber – ohne Licht gäbe es kein Leben. Die Sonne schenkt uns als Urenergie die Lichtkraft, die heutige physikalische Bezeichnung dafür ist Licht- und Tonquanten oder Biophotonen und -phononen. Ohne diese Quanten ist kein Leben möglich.

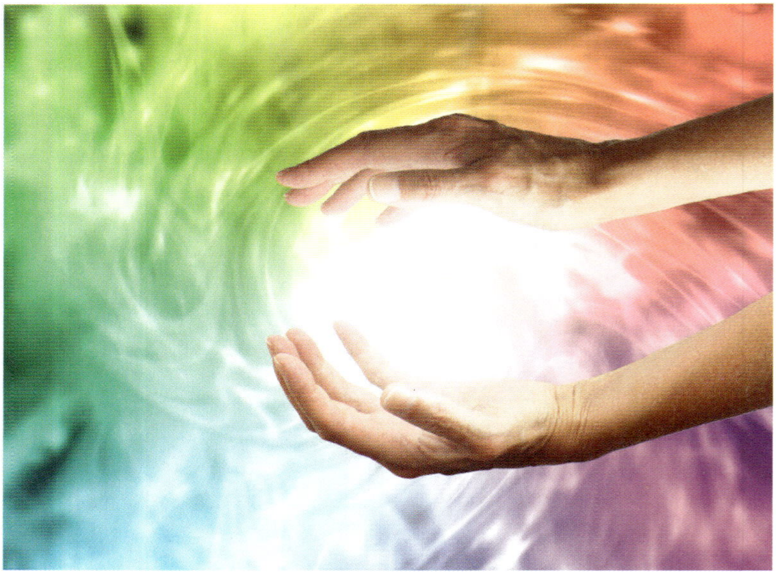

Unser Leben besteht vor allem aus Nichts. Sprich aus Information! Nur ein Milliardstel ist naturwissenschaftlich als Materie definierbar!

Erst die Kreuzung eines Lichtquantums mit einem Tonquantum bildet die Basis für Materie. Die *Licht-Nahrung* für unsere Zellen liefern die mit Quanten befrachteten Elektronen als Boten der Sonne, die bekanntlich negativ geladen (Negativionen) sind.

Eine Möglichkeit, unserem Körper zu mehr Vitalität zu verhelfen, besteht in der Zufuhr von Biophotonen und -phononen, die er gut verarbeiten kann. Diese sind zum Beispiel in naturbelassenen Lebensmitteln und in reinem Quellwasser enthalten. Auch ausreichende Bewegung in einer intakten Natur hilft uns, Biophotonen und -phononen über die Atmung und unsere Haut aufzunehmen.

Biophotonen und -phononen sind mit einer negativen Ladung – mit Elektronen – gekoppelt. Sie werden von den Pflanzen über ihren grünen Farbstoff, das Chlorophyll, aufgenommen. Der Stoffwechsel, der für seine Funktion Chlorophyll braucht, wird Fotosynthese genannt. Dabei erzeugt die Pflanze aus Kohlendioxid (CO_2) und Wasser (H_2O) mithilfe von Licht Sauerstoff, der an die Umwelt abgegeben wird. Überschüssige Quanten werden zusammen mit den freien Elektronen – in diesem Zusammenhang auch *Negativionen* genannt – im Chlorophyll gespeichert. Je mehr Licht eine Pflanze aufgenommen hat, desto mehr Biophotonen und freie Elektronen enthält sie.

Vitalpflaster haben eine enorm hohe antioxidative Wirkung!

Die Vitalpflaster der neuen Generation, welche naturrein sind und zu 97 % aus Bambusextrakt bestehen, enthalten einen enorm hohen Anteil an Biophotonen.

Russische Wissenschaftler haben in den Achtzigerjahren nachgewiesen, dass die Meridiane unseres Körpers als Lichtleiter funktionieren. Wenn ein Lichtstrahl auf verschiedene Partien der menschlichen Körperoberfläche gerichtet wird, erscheint ein winziger Lichtfleck an einer entfernten, unbeleuchteten Stelle auf demselben Meridian. Diese Weiterleitung des Lichts kann jedoch nur stattfinden, wenn die Akupunkturpunkte beleuchtet werden. Wenn der Lichtstrahl auch nur drei bis vier Millimeter neben den Akupunkturpunkt trifft, verschwindet das Signal auf dem Fotodetektor sofort. Bei der Durchführung dieses Experiments hing die Fortpflanzung des Lichtes auch von der Frequenz ab. Am besten wurde weißes Licht geleitet.

Die Meridiane sind also eine Art Lichtleitsystem, welches ähnlich funktioniert wie ein Glasfaserkabel.

Negativionen, die Lichtnahrung der Zellen

Durch Umwelteinflüsse werden immer wieder Moleküle, die im Stoffwechsel eine wichtige Rolle spielen, unnatürlich gespalten. Sie bleiben mit einem ungepaarten Elektron zurück; sie werden freie Radikale genannt. Freie Radikale sind sehr aggressiv, weil sie sich sofort mit dem nächstbesten neutralen Molekül verbinden, um wieder vollständig zu werden. Dadurch wird dieses Molekül zum freien Radikal, und es entsteht eine endlose Kettenreaktion. Wenn freie Radikale die Moleküle der Zellwände, des Zellkerns und der DNS angreifen, sind die Folgen besonders drastisch: Nährstoffe können einerseits nicht mehr in die Zelle gelangen, andererseits werden die Codes der DNS für das optimale Funktionieren der Zelle verändert. Dadurch kommt es zu Zellalterung oder im schlimmsten Fall zum Zelltod.

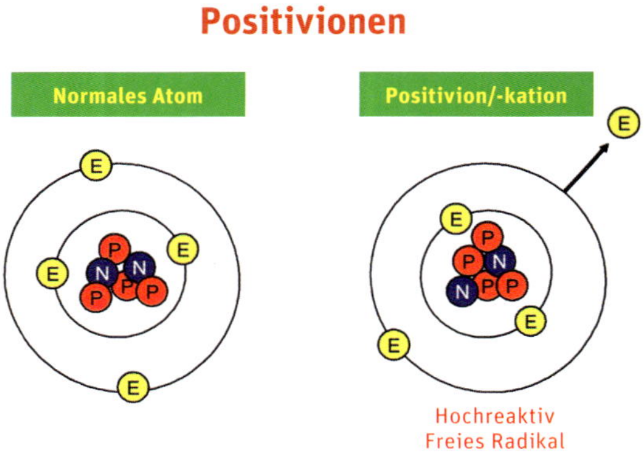

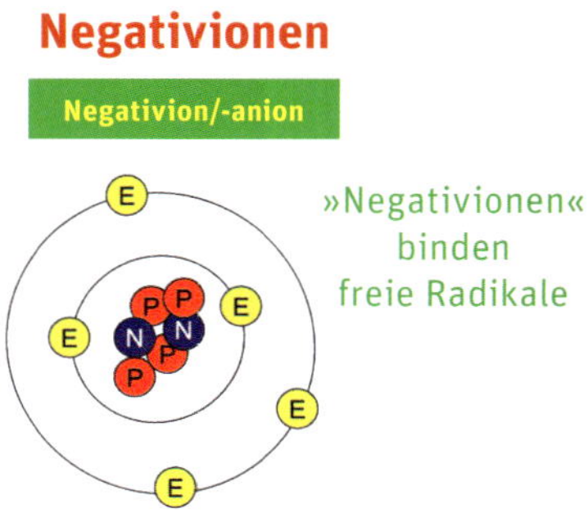

Die Kettenreaktion durch freie Radikale kann durch einen Überschuss an zur Verfügung stehenden freien Elektronen gestoppt werden. Moleküle, welche freie Elektronen speichern, werden in diesem Zusammenhang auch als *Negativionen* (= Radikalfänger) bezeichnet. Sie stellen den Überschuss an Elektronen zur Verfügung und stoppen die Kettenreaktion der freien Radikale. Dadurch verhindern sie die oben beschriebenen schädlichen Vorgänge in der Zelle. Sie sind somit ein wichtiger aktiver Zellschutz.

Die *Negativionen*-Konzentration in unserem Körper und der Umwelt ist von grundlegender Bedeutung für das Wohlbefinden und die Gesundheit des Menschen. Je ungesünder die Lebensweise und das Umfeld eines Menschen, desto mehr freie Radikale bilden sich in seinen Zellen, und desto weniger schützende Negativionen stehen ihm zur Verfügung.
Industriell bedingte Umweltbelastungen von Luft, Wasser und Nahrung verschieben das Verhältnis zusätzlich immer mehr zu Ungunsten des Menschen. Elektrotechnische Prozesse lassen zusätzlich elektrisch positiv geladene Ionen entstehen, welche über die Atemluft in den Körper aufgenommen werden und sehr belastend sein können. Biologisch wirksame Negativionen können wir hauptsächlich über lebendige Nahrung, über gute Nahrungsergänzungsmittel und über die Luft aufnehmen. Ionisierte Atemluft finden wir in nennenswerter Konzentration allerdings nur im Hochgebirge und am Meer.

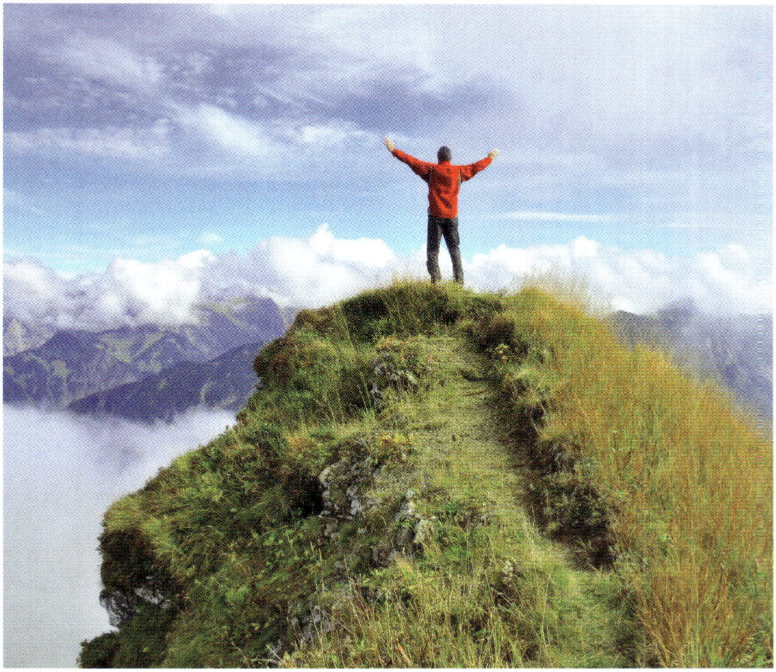

Durchatmen auf dem Berg oder am Meer ist Anti-Aging pur!

Eine neue und faszinierende Möglichkeit ist die Zufuhr von Negativionen durch die Auflage von Vitalpflastern. Auch ohne symptomatische Beschwerden empfiehlt es sich, die Vitalpflaster rein präventiv anzuwenden. Sie bieten Schutz und stärken das Immunsystem durch die Aufladung mit Negativionen.

Weißlicht-Radionik ist eine Technik, bei der mit einer Apparatur die harmonische und mengenmäßig reine Lichtenergie eines Objektes gemessen wird.

Wir ließen die Vitalpflaster auf die *weißlicht-radionische* Stärke untersuchen. Dabei ergaben sich folgende grundlegende Erkenntnisse:

- 100 % ist nicht möglich, dabei würde es sich um reines weißes Licht handeln.
- Alles über 80 % ist therapeutisch sehr empfehlenswert.
- Zwischen 50 % und 80 % Weißlicht sind Normalwerte, wie sie in der Natur vorkommen und daher wirklich gut.
- 40 bis 50 % sind Durchschnittswerte.
- Liegt der Wert unter 40 %, entzieht er dem Körper bereits Lichtenergie.
- Unter 20 % stellt einen krank machenden, degenerativen Wert dar.

Wir haben uns an eine Praxis für Weißlicht-Radionik, der *White Light Radionic Association* (Europäische Weißlicht-Radionik-Vereinigung) gewendet, um die Vitalpflaster und andere Gegenstände auf ihre Weißlichtkraft (reine Licht-Energie) testen zu lassen. Das Resultat ist auf der gegenüberliegenden Seite dargestellt.

Es ist nicht verwunderlich, dass Industrienahrungsmittel – wie zum Beispiel Energy-Drinks (welch verfänglicher Name! Und sogar gesetzlich geschützt!), Zucker und weitere tote Nahrung – schlecht abgeschnitten haben.
Ein frisch gepflückter Bioapfel weist schon fast 70 % Weißlichtenergie auf und hat fast schon bald heilende Wirkung.

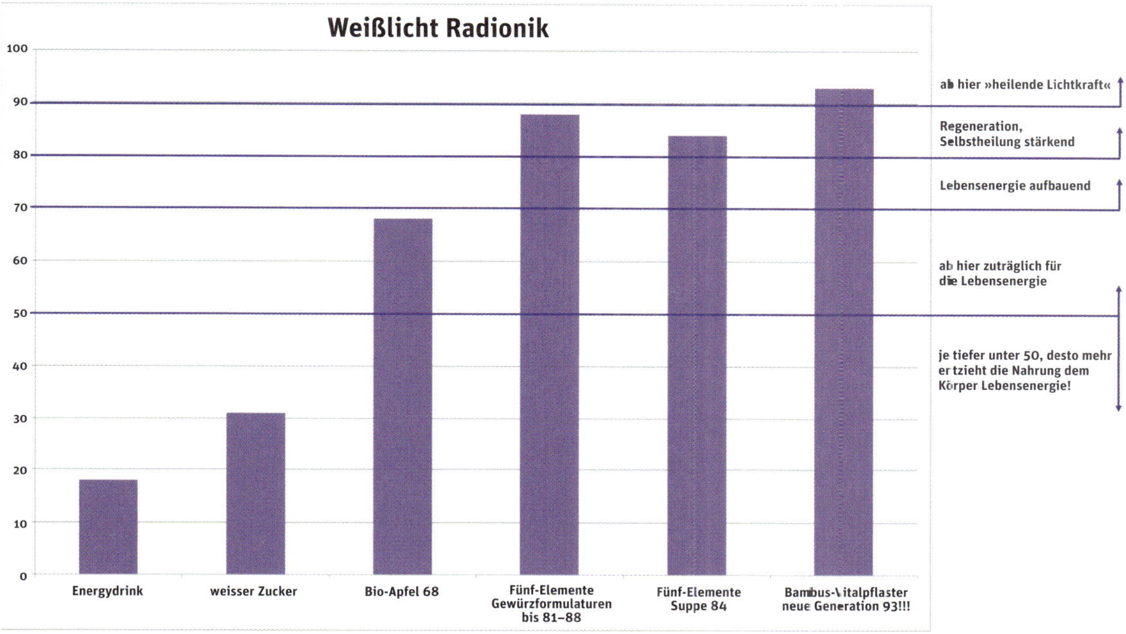

Dass die Vitalpflaster eine weißlicht-radionische Potenz von 93 % erreichen, hat selbst die Prüfer erstaunt. Ihr Fazit: »Die Menge an Energie/Kraft ist bei den Vitalpflastern so hoch wie bei kaum einem anderen, je von uns getesteten Produkt.«

> **Mit 93 % weißlicht-radionischer Kraft ist das Vitalpflaster bei Heilern aller Art höchst willkommen. Es unterstützt die Energiearbeit und gibt den Menschen die Möglichkeit, auch zu Hause Heilenergie zu erfahren.**

Sie werden sicher nachvollziehen können, wie sehr mich die Resultate, Tests und Erfolge aufwühlten. Allerdings gab es mir zu denken, welche zum Teil bedenkliche Inhaltstoffe verschiedene Pflaster aufwiesen. Oft waren sie schädlich, praktisch immer aber ohne nennenswerte Wirkung! Ich musste also weiterforschen und entwickeln. Dabei entstand sehr viel Gutes.

Energiefeldscan

Hier noch eine weitere Auswertung einer Austestung der Vitalpflaster. In dem Fall mithilfe eines GDV-Energiefeldscans. »Die GDV/EPC-Technologie beruht auf dem Prinzip der Messung freier Elektronen und Photonen im Plasmafeld, welches durch eine elektromagnetische Erregung um das getestete Objekt entsteht. Die normalerweise vorhandene sehr schwache Emission von Photonen und freien Elektronen von verschiedenen Materialien und lebender Materie ist vielfach nur mit erheblichem technischem Aufwand und mit hochempfindlichen Kameras erfassbar. Jedoch wirkt die Verwendung eines elektromagnetischen Feldes mit hoher Feldstärke und -dichte in der GDV/EPC-Technologie als Photonenmultiplikator.« Einfacher formuliert: »Das Energiefeld eines Menschen kann mithilfe eines Scans (Dunkelfeld) über den Finger ausgetestet werden. Das ist der Gesichtsdiagnostik oder der Irisdiagnostik (Augen) ähnlich. Nur dass in diesem Fall ein Gerät genaue Zahlen erzeugt, die nicht durch den Filter der menschlichen Wahrnehmung (Erkennen, Wissen) gehen müssen.

Diese folgende Analyse zeigt eine Dame, die sehr krank und drogenabhängig ist. Vor der Anwendung der Pflaster stand ihr Energiefeld auf 9.493 Einheiten – das Energiebild ist beträchtlich geschrumpft und unterbrochen.

Nach zehn Tagen Vitalpflasteranwendung zu Hause bringt das Energiebild bereits 23.285 Einheiten. Das ist ein sehr guter Wert. Eine Steigerung konnte dadurch erzielt werden, dass das Pflaster in der Praxis direkt aufgeklebt (Fußsohlen) wurde und die Probandin mit dem Pflaster erneut getestet wurde. Damit konnten nochmals rund 15 % Energiebilanz dazugewonnen werden.

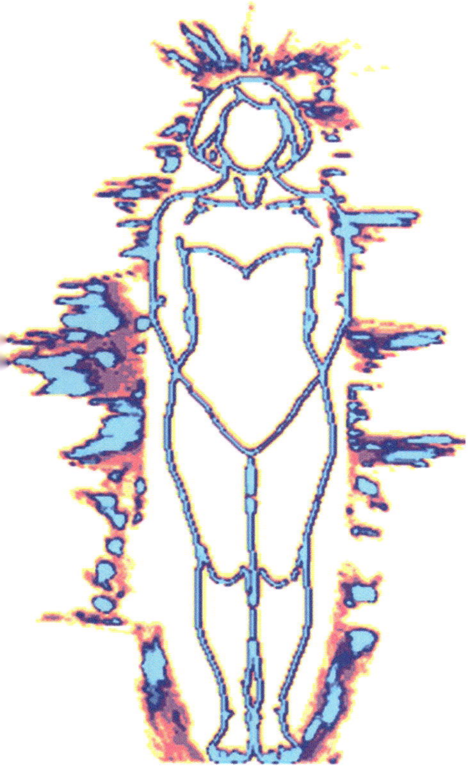

Das Energiefeld der Anwenderin vor der Behandlung mit den Vitalpflastern.

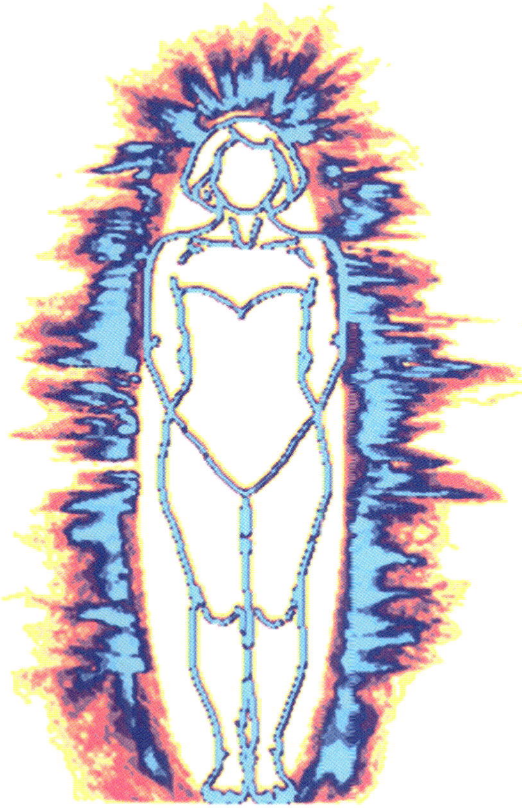

Die unglaubliche Wandlung: die junge Frau strotzt vor Energie dank der Anwendung der Vitalpflaster.

Das dürften genug Belege für die Wirkung der Vitalpflaster sein. An anderer Stelle stellen wir noch die entgiftende Wirkung der Pflaster dar (→ Seite 64ff.). Zunächst geht es um die Inhaltsstoffe der Vitalpflaster.

POSITIVE & NEGATIVE INHALTSSTOFFE

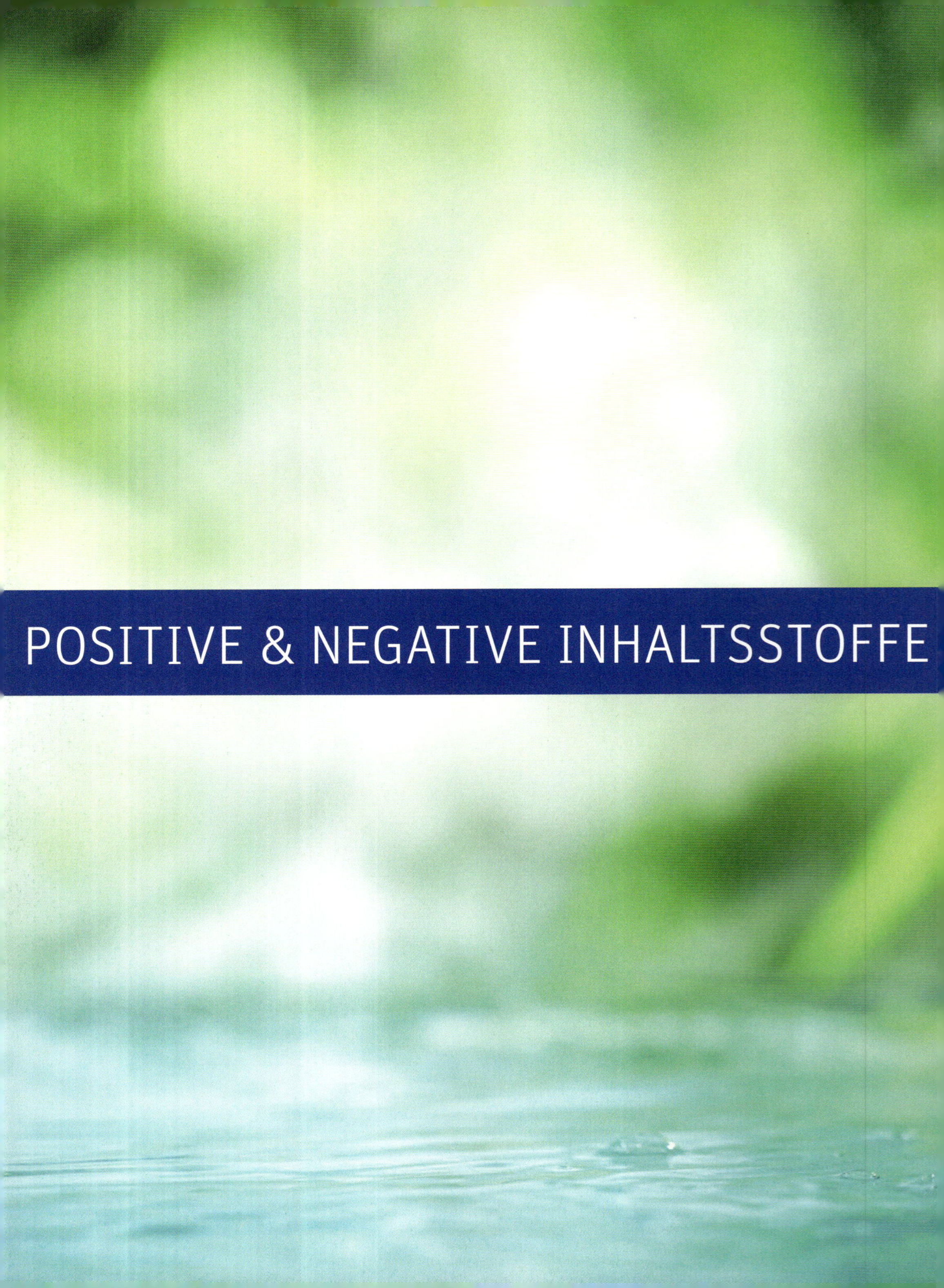

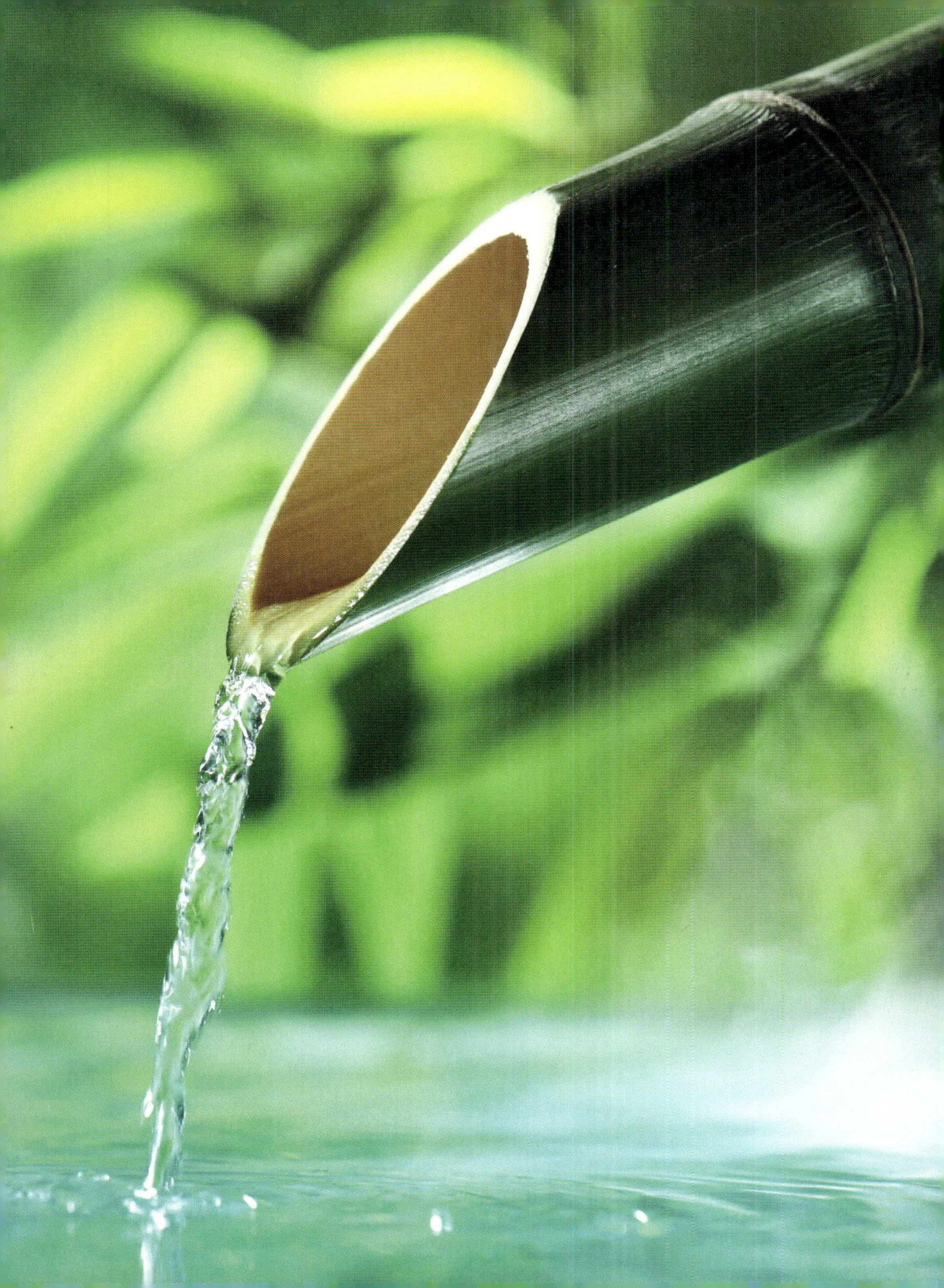

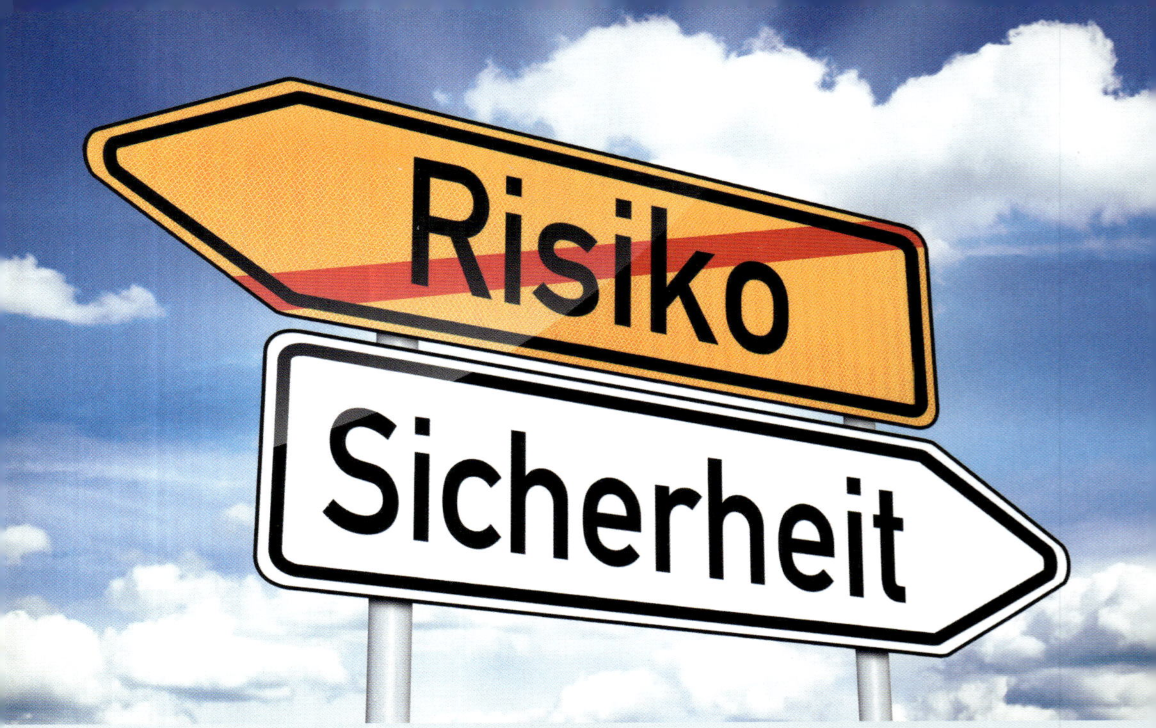

Die neue Generation Vitalpflaster

Die Wandlung der Pflaster in mehr als einem Jahrzehnt

Wie mehrfach erwähnt, haben wir die Vitalpflaster intensiv untersucht, erforscht und zur Entwicklung einer neuen Generation beigetragen, die wesentlich sicherer ist, als die älteren Vitalpflaster. Wir haben die ursprünglich gut gedachten, aber leider zum Teil negativen Inhaltsstoffe eliminiert und nach heutigem Kenntnisstand mit optimalen Extrakten und verschiedenen Substanzen versehen. Das Resultat sind die für uns derzeit sichersten und wirkungsvollsten Vitalpflaster. Dabei war es immer unser Bestreben, die Selbstheilungskräfte zu mobilisieren, niemals jedoch zu heilen.
Inhaltsstoffe, die zur neuen Generation gehören, und solche, die auf der No-go-Liste stehen, werden im Folgenden beschrieben!

Bambus stellt einen absolut zentralen Inhaltsstoff dar. Darüber können Sie im Folgenden noch einiges lesen (→ Seite 58ff.). Was wird dabei vom Bambus verwendet? Bisherige Vitalpflasterhersteller verwendeten gemahlenes Bambusrohr (Dextrose, Cellulose) und besprühten dieses mit Bambusextrakt. Von den üblichen 90 bis 98 % Bambusanteilen bleiben dabei in diesen Vitalpflastern effektiv 1 bis maximal 2 % echter, wirkungsvoller Bambusextrakt übrig. Er stellt die Basis für das Pflaster dar, der Rest ist lediglich Trägersubstanz. Auf diese Weise werden bis heute die allermeisten Vitalpflaster hergestellt. Die neuesten Verfahren erlauben es, den Bambusextrakt zu pulverisieren und daraus ein Konzentrat herzustellen. Daraus resultiert, dass das Vitalpflaster der neuen Generation aus über 40 % reinem Bambusextrakt besteht (das ist 20- bis 40-mal mehr als früher), und das als *Konzentrat*.

Bambus aber ist nicht gleich Bambus!

Verwendet werden sollte ausschließlich *Phyllostachis Bambusoides,* dies ist eine von zwei lebensmitteltauglichen Bambussorten von insgesamt 1.300 Arten Bambus weltweit. Dieser wesentlich teurere Bambus sollte für Vitalpflaster Pflicht sein.

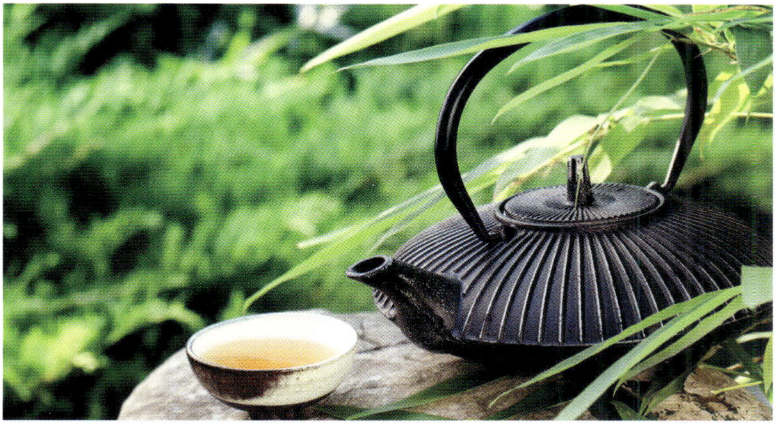

Von hochwertigen Bambusblättern wird wertvoller Tee hergestellt.

Denn was auf die Haut kommt, kommt auch in den Körper. Aus diesem Bambus werden auch wertvolle Bambusteeblätter gewonnen. Somit ist klar, dass nur ein lebensmitteltauglicher Bambus gut genug ist für die neue Generation Vitalpflaster. Die meisten Anbieter von Vitalpflastern (oft handelt es sich ohnedies nur um Vertriebsunternehmen und nicht um Entwickler bzw. Produzenten) wissen meistens gar nicht, welcher Bambus für die Herstellung des Pflasters verwendet wurde, und schon gar nicht, wie dieser gewonnen und konzentriert wurde. Und das finden wir sehr bedenklich.

Die Formulatur der neuen Generation Vitalpflaster unterscheidet sich durch die Rezeptur (Zusammensetzung und Verarbeitung). Dabei wird Rücksicht auf die Tradition, Erfahrung und auch auf die neuesten Erkenntnisse genommen. Langjährige Erfahrung mit Anwendern, Tausenden Patienten, Erfahrung von Fachleuten/Therapeuten/Beratern und eine intensive Weiterentwicklung durch führende Experten haben diese neue Generation der Vitalpflaster hervorgebracht.

Die neue Generation Vitalpflaster ist nach der Lehre der *Fünf Elemente* der *Traditionellen Chinesischen Medizin* ausbalanciert. Und sie (das Pad mit den Kräutern) muss zwingend

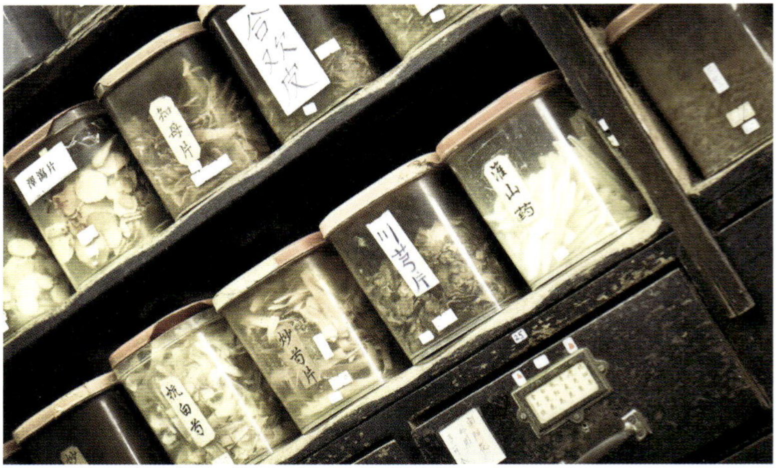

In modernen Vitalpflastern haben nebst Kräutern der TCM auch wertvolle Vitalkräuter aus unserer Region Platz!

getrennt sein vom Kleber, weil die Pflaster wirken müssen und hundertprozentig natürlich sein und bleiben sollen. Deshalb darf der Kleber nicht direkt auf dem Vitalpflaster aufgebracht sein. Jedes Pflaster, welches zusammengeklebt ist, entspricht nicht einer hundertprozentigen Naturzertifizierung, denn der Klebstoff überträgt sich kontinuierlich über die lange Zeit von der Produktion bis zur Benutzung in den Pulverbeutel. Ein Vorteil ist dabei auch, dass das Pflaster (Pad mit den Kräutern) *ohne* den Kleber verwendet werden kann. Das ist bei Anwendungen z. B. im Gesicht oder an nicht klebetauglichen Stellen wichtig (z. B. unter den Achseln oder bei vielen Haaren usw.). Viele wenden die Pads auch bei Tieren an. Kein Pferd, kein Hund und keine Katze würde sich über den Kleber im Fell freuen.

Eine hundertprozentige Naturzertifizierung ist wichtig, um allfällige *asiatische Unreinheiten* zu vermeiden.

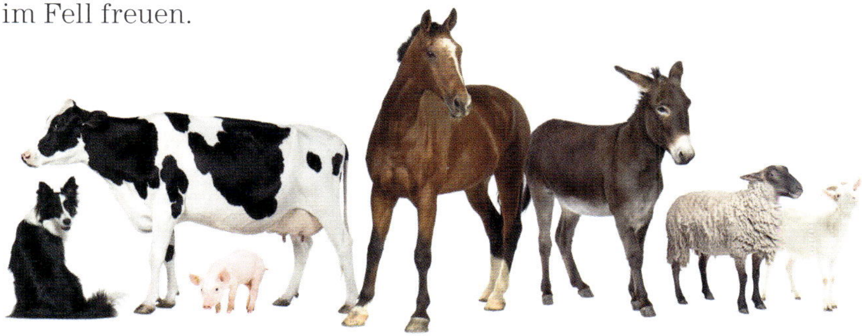

Bisherige Vitalpflaster verwenden *Chitosan,* das aus Krabbenpanzern bzw. Garnelen gewonnen wird. Dabei handelt es sich um Schlachtabfälle. Es ist nicht nur schwer zu ertragen, wenn Schlachtabfälle auf die Haut aufgetragen werden. Ein solches Vitalpflaster ist auch unter dem energetischen Aspekt schädlich. Schlachttiere fördern nicht wirklich den Energiehaushalt.

Die neue Generation der Vitalpflaster hat die Trägersubstanz *Chitosan* auch nicht mehr notwendig, da der Wirkstoff Bambusextrakt nicht mehr aufgesprüht, sondern als purer Rohstoff getrocknet wird. Dies sind die wesentlichen Merkmale, die ein neues Vitalpflaster aufweisen sollte.

Bambus – ein Naturkraftwerk

Für viele meiner Kollegen ist Bambus ein unglaublicher Wirkstoff. Er lässt sich mit Ginseng, Aloe Vera, allen Arten von Beeren und vielen, oft als Hype bekannten Wirkstoffe vergleichen.

Das Wirkstoffpotenzial von Bambus

- Bambus ist ein Süßgras. Er wächst ständig nach – anders als Bäume.
- Bambus kann bis zu 1,5 Meter am Tag wachsen (je nach Sorte).
- Der Umfang von ausgewachsenem Bambus ist genauso groß wie bei denjenigem Bambus, der gerade aus dem Boden kommt und zu wachsen beginnt.
- Bambus kann je nach Sorte bis zu 50 Meter hoch werden.
- Nach zwei bis vier Jahren kann Bambus geerntet werden. Danach fängt er erneut an zu wachsen (ähnlich wie Rasen).
- Bambus blüht nur alle 20 bis 100 Jahre einmal (je nach Sorte). Die gleiche Sorte aller Bambusse auf der ganzen Welt blühen im gleichen Jahr! Was für eine energetische Verbindung!
- Bambus hat die größte Biomasse der Erde, das heißt, Bambus speichert am meisten Licht auf der Erde.
- Bambus produziert bis zu 35 % mehr Sauerstoff als eine vergleichbare Menge an Bäumen.
- Die Reißfestigkeit von Bambus (28.000 N/qm) ist höher als die von Stahl (23.000 N/qm).
- Bambusrhizome haben eine Sprengkraft von bis zu 5 Tonnen. Damit können sie ein Haus durchbohren.
- Bambus übersteht auch atomare Strahlung. Bereits ein Jahr nach dem Abwurf der Atombomben in Japan wuchs Bambus ohne Schäden an den betroffenen Stellen weiter.
- Bambus wird in Japan speziell dort angepflanzt, wo industriell kontaminierte Böden einen Aushub und Abtransport

Bambus ist sprichwörtlich die Entgiftungspflanze schlechthin.

in eine Sondermülldeponie erfordern würden. Nach sechs bis acht Jahren sind diese Böden wieder gesund (und auch der Bambus).

- In China werden durch Reisanbau ausgelaugte Felder mit Bambus bepflanzt. Nach einigen Jahren sind die Felder wieder fruchtbar.
- Bambus gedeiht auf 0 Meter über dem Meeresspiegel ebenso wie auf 3.800 Meter Höhe (zum Beispiel in den südamerikanischen Anden), an den Hängen des Himalaja sogar bis auf 4.700 Meter über dem Meeresspiegel.
- Bambus hat 520 Wirkstoffe (polyphenole Stoffe) und ist basisch (Säure-Basen-Haushalt).

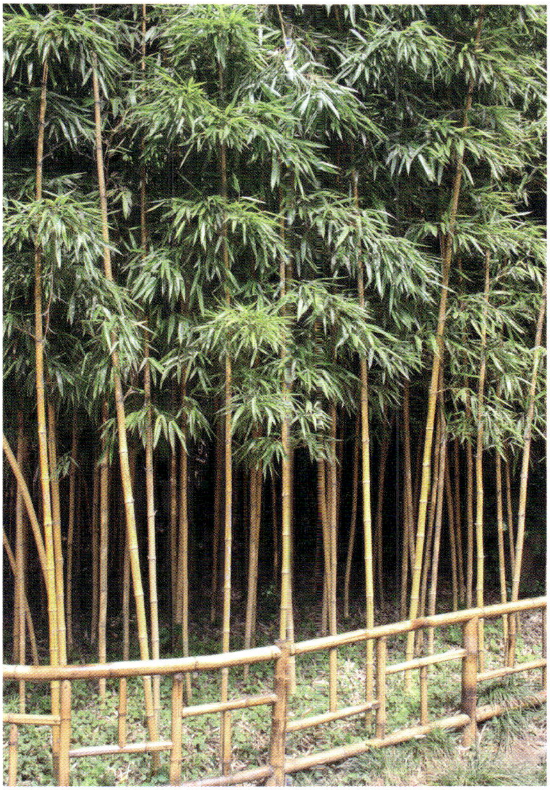

Bambus ist ein Gras und wächst nach. Das ist Rohstoff ohne Limit.

- Die Aminosäuren (Eiweißbaustoffe) von Bambus sind als einzige bis 235 Grad erhitzbar (alle anderen nur bis 65 Grad).
- Bambuszucker (Tabaschir) wurde früher in China mit Gold aufgewogen.
- Bambus kann schon nach vier bis fünf Jahren geerntet werden und ist zu diesem Zeitpunkt so verholzt und härter (4,0 Brinell) als eine 120-jährige Eiche (3,4 Brinell) oder Buche (3,8 Brinell).
- Bambus ist immergrün (er wirft sein vorjähriges Blattwerk ab, während die neuen Blätter bereits da sind).
- Bambus ist in China ein Symbol für Glück und langes Leben und steht im japanischen Zen für (tugendhafte) Lebenshaltung: aufrecht, biegsam und leer.

Bambus: Hautsiliziumlieferant

Bambus enthält eine unglaubliche Fülle an Vitalstoffen. So ist die Menge der polyphenolen Stoffe im lebensmitteltauglichen Bambus die höchste aller Pflanzen, die wir auf dieser Erde kennen. Neben den Wirkstoffen trägt Bambus aber etwas ganz Besonderes in großen Mengen in sich, nämlich Silizium, und zwar 77 %.

Was ist Silizium?

Silizium ist nach Sauerstoff das zweithäufigste Element der Erde. Es ist mitunter das wichtigste Mineral (Spurenelement) überhaupt. Wichtig ist es für Menschen, Tiere und Pflanzen, also für alle organischen Lebewesen. Speziell für Menschen ist die Stärkung von Haut, Haar, Bindehaut, Nägel und für den gesamten Stoffwechsel hervorzuheben.

Glanz und Schönheit: Sehr schöne Steine, wie Quarzkristalle (Bergkristall, Opal, Amethyst, Turmalin, Jaspis, Onyx, Olivin, Karneol und Achat) bestehen aus Siliziumdioxid. Weitere bekannte Siliziummineralien sind Hornblende, Asbest, Talk und Meerschaum.

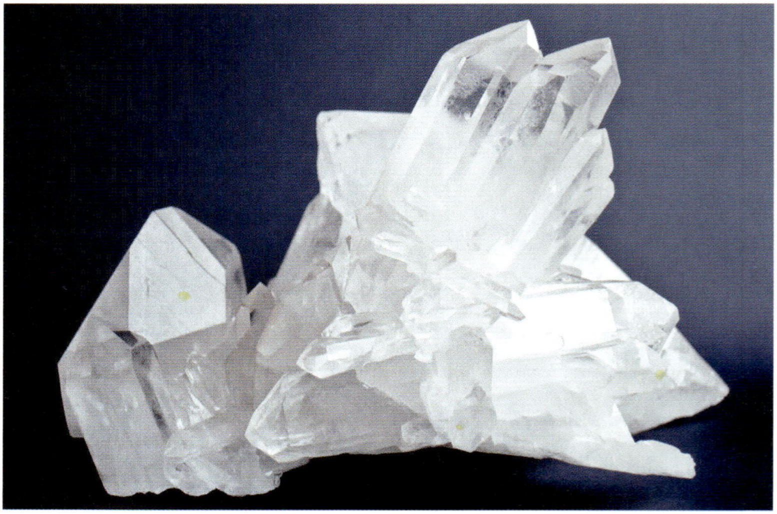

Silizium ist der Baustoff unserer Zellen, aber auch die Basis von Gesteinen.

Wichtig für den Menschen

Für den Menschen ist Silizium ein wichtiges Spurenelement, das an vielen lebensnotwendigen Prozessen beteiligt ist und täglich zur Verfügung stehen muss.
In unserem Körper sind lediglich 1,4 Gramm Silizium deponiert. Aber dieses Mineral ist in jeder Zelle vorhanden. Vor allem schnell wachsende Gewebe wie Haut, Haare und Nägel enthalten viel Kieselsäure (also wassergebundenes Silizium). Eine neue Zelle, die entsteht, benötigt zwingend Silizium. Mit dem Alter nimmt der Siliziumgehalt im Körper jedoch ab, und auch die Elastizität des Bindegewebes lässt nach. Silizium ist für das Bindungsvermögen von Feuchtigkeit in der Haut verantwortlich. Mit einem Wort: Der sichtbare Alterungsprozess ist eine Folge des sinkenden Siliziumgehaltes im Körper.

Osteoporose als Siliziumproblem

Auch für die Knochen ist Silizium wichtig, da es das schwer resorbierbare Kalzium, aber auch weitere für die Knochenfestigkeit wichtige Mineralsalze, Magnesium und Phosphat, in die Knochen einschleust. So ist Silizium wichtig für die Festigkeit der Knochen, aber auch für die Neubildung von Knochengewebe. Osteoporose ist also primär ein Siliziumproblem.

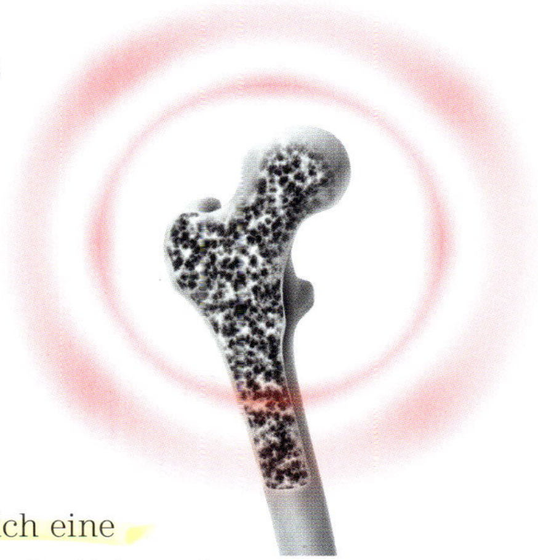

Osteoporose entsteht durch Siliziummangel.

Bei Husten und Bronchitis entfaltet es zusätzlich eine entzündungshemmende Wirkung. Silizium ist nämlich auch ein wichtiger Aktivator unseres Immunsystems.
Bei sämtlichen Entzündungsprozessen ist Silizium besonders wichtig, da es die Bildung bestimmter Abwehrzellen (Lymphozyten, Phagozyten) steigern kann.
Da der Körper selbst kein Silizium produzieren kann, muss es zugeführt werden. Derzeit geht man von einem täglichen

Mindestbedarf von einer Menge von 50 Milligramm aus. Das entspricht dem täglichen Verlust durch Ausscheidung, Hauterneuerung, Haarausfall und Nagelwachstum. Diese Siliziummenge sollte also unbedingt ersetzt werden. Auch bei einer längeren Einnahme größerer Mengen Kieselerde konnten keine Nebenwirkungen beobachtet werden.

Obwohl Silizium auf der Erde üppig vorhanden ist, kann es in gut resorbierbarer und verwertbarer Form nicht so einfach zugeführt werden. Pflanzliche Nahrungsmittel sind die Hauptquelle für Silizium. In Pflanzen kommt das Element besonders in Gräsern vor, und in hoher Konzentration in Bambus.

Ein weiteres Problem bei der Aufnahme von Silizium sind die relativ großen Moleküle, die dazu führen, dass der Körper nur circa fünf Prozent der zugeführten Kieselsäuremenge resorbieren kann (die Bioverfügbarkeit ist gering). Es stellt sich daher die konkrete Frage, wie wir zu einer optimalen Siliziumversorgung kommen können.

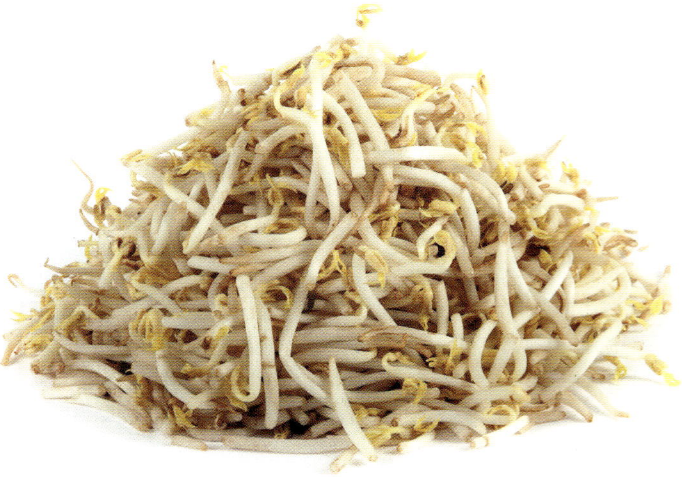

Bambus liefert 77 % Silizium, so viel wie keine andere Pflanze.

Bambus ist Silizium-Lieferant

Bambus ist eine Pflanze, die auf Grund ihres hohen Kieselsäureanteils zwar steinhart wird, aber dennoch elastisch bleibt. Er biegt sich im Wind, bricht aber nicht. Auf den Menschen übertragen heißt das, Bambus führt zu einer besseren Beweglichkeit und kann bei sämtlichen Knochen- und Gelenkproblemen helfen. Vor allem bei Problemen mit der Wirbelsäule und den Bandscheiben kann Bambus unterstützend wirken.

Silizium aus dem Bambus wird auch als das Jungendelixier bezeichnet.

Bambus liefert in verschiedenen Varianten ein sehr hochwertiges (bis zu 100 % Bioverfügbarkeit) Silizium. Als Binder mit Wasser in Form von Kieselsäure bildet es die Grundlage der Pflanzenstruktur des Bambus. Das in der Bambuspflanze enthaltene Silizium (das in der Sprosse, im Stamm und in den Blättern enthalten ist) wird durch eine schonende Verarbeitung bioverfügbar gehalten.

Durch die 98 %ige Konzentration von Bambus in den Vitalpflastern der neuen Generation und die Gewissheit, dass Silizium über die Haut (Fußsohlen) sehr gut aufgenommen werden kann, ist das Bambuspflaster eine Quelle ewiger Jugend und Gesundheit. Deshalb verwende ich in der Entwicklung aller pH-Basen-Kosmetika immer einen großen Anteil Bambusextrakt.

Ein Hinweis: Falscher Freund

Silizium ist nicht Silikon. Silikon ist ein Abfallstoff aus der Erdölraffinerie und wird vorwiegend in billigen – und zum Teil völlig überteuerten – Kosmetika verwendet und ist dort sogar sehr schädlich. Zudem wird Silikon bekanntlich bei Implantaten (z. B. Brust) verwendet. Dass dieser Fremdkörper in der Brust schädlich ist, darüber dürfte es wohl kaum Meinungsverschiedenheiten geben.

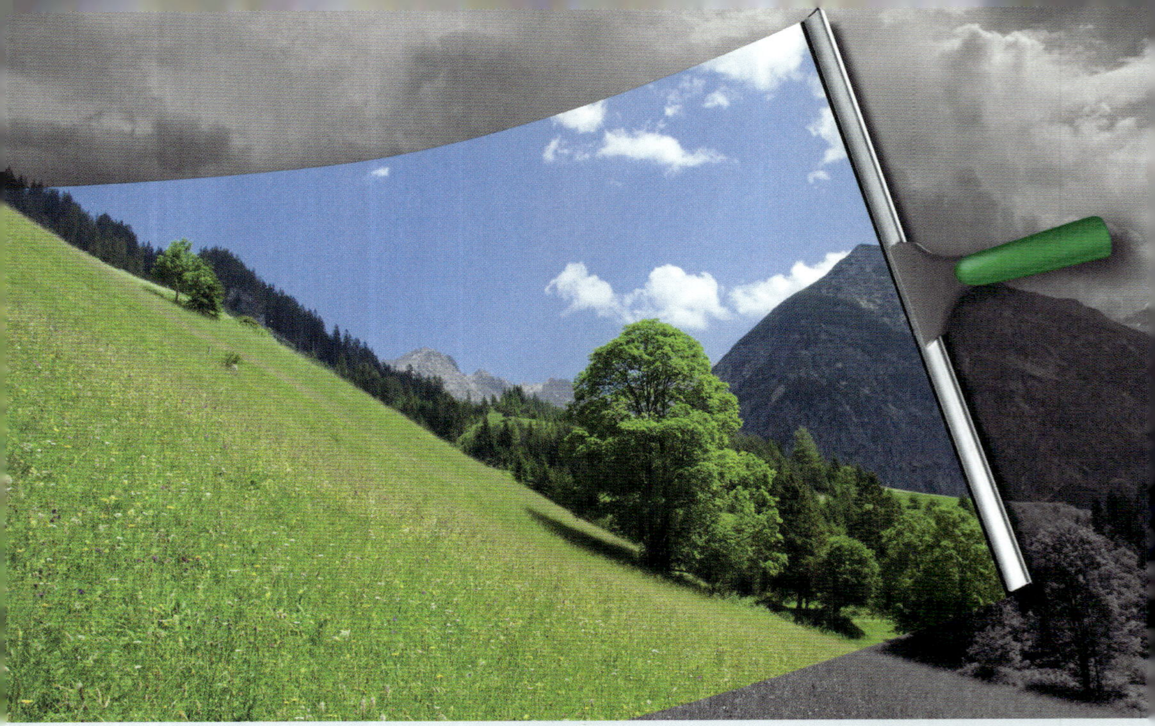

Entgiften & entschlacken

Erfahrungsberichte: Die körpereigene Entschlackung aktivieren

Bienenstich

Sommerferien: Michi, der 13-jährige Sohn meines Partners, kam mit einem schmerzhaften Bienenstich an der Fußsohle zu uns. Die Stichstelle war gerötet, ansonsten jedoch unauffällig. Nach dem Baden und dem Herumlaufen auf den Steinen schwoll der Fuß sehr stark an, und die Haut spannte enorm. Über Nacht wurde ein Pflaster auf die Einstichstelle am dicken Fuß geklebt. Am Morgen war Michi begeistert über das viele Gift im Pflaster, und die Schwellung am Fuß war um mindestens die Hälfte zurückgegangen, sodass er wieder

völlig normal laufen konnte. Er bat lächelnd um ein weiteres Pflaster; er wollte einfach noch ein wenig gepflegt werden. Überrascht und erfreut, wie schnell der Stich heilte, meinte er: Jetzt kann mich getrost wieder einmal eine Biene stechen.
Magdalena W., Schweiz

Gifteinlagerungen, Stress, Schmerzen

Seit etwa vier Jahren leide ich immer wieder unter Rückenschmerzen. Linderung haben mir jeweils Akupunktur und Schröpfen gebracht. Die Ursachen sind vermutlich psychisch (meistens bei Stress), es können aber auch Gifteinlagerungen sein (ich habe eine große Tätowierung am Rücken). Als ich wieder einmal sehr verspannt war, große Schmerzen hatte und sich meine Ärztin gerade im Urlaub befand, bestellte ich Vitalpflaster. Ich hatte nämlich schon darüber gelesen und wollte sie einmal ausprobieren. Ich klebte mir die Pflaster drei Wochen auf die Fußmitte. Ab der zweiten Nacht hatte ich praktisch keine Schmerzen mehr. Mein Schlaf wurde besser, und ich fühlte mich tagsüber wesentlich vitaler und ausgeglichener. Immer wenn ich nun Schmerzen habe, klebe ich die Pflaster wieder ein paar Nächte auf die Fußmitte.
Jana F., Schweiz

Viele Erfahrungsberichte handeln von Entgiftungen aller Art.

Leberwerte, Entgiftung

Ich hatte immer Mühe mit der Entgiftung meines Körpers und daher immer schlechte Leberwerte. Seit ein paar Wochen wende ich das Vitalpflaster jeden Tag an, und ich kann seitdem viel besser schlafen. Vor ein paar Tagen war ich beim Arzt, um meine Leberwerte untersuchen zu lassen. Sie sind super. So gut waren sie noch nie. Ich fühle mich viel besser, auch meine Verdauung ist viel besser seitdem. Mein Körper funktioniert viel besser seit der Entgiftung. Ich bin ganz begeistert von den Vitalpflastern und kann sie nur jedem emp-

fehlen. Die Anwendung ist ja auch so einfach: Über Nacht das Pflaster auflegen, und die Entgiftung findet automatisch statt. Am Morgen bin ich schnell wach, fühle mich fit und bin voller Energie.
Marion R., Schweiz

Schwermetallausleitung

Es wurden nach einer Amalgam-Entfernung mit nachfolgenden heftigen Migräne-Attacken dreimal zehn Nächte über einen Zeitraum von drei Monaten Vitalpflaster auf beide Fußsohlen geklebt. Schon nach den ersten Anwendungen verspürte ich mehr Energie, ermüdete nicht mehr so schnell, fühlte mich rundum wohler. Die Kopfschmerzen sind nie mehr aufgetaucht, ein hartnäckiger Husten verschwand, und ich kann wieder den Modeschmuck tragen, der vor der Behandlung allergische Reaktionen hervorgerufen hatte.
Christine S., Österreich

Entgiftung ist die Grundvoraussetzung für die Regeneration des gesamten Immunsystems.

Amalgam, der heimliche Killer

Immer mehr unnatürliche Schadstoffe reichern sich in unserem Körper an. Sie machen krank und beeinträchtigen uns. Neben der Zuführung höher dosierter Vitalstoffe, eventuell durch Supplemente, sollte regelmäßig eine Entgiftung vor allem von Schwermetallen, aber auch von weiteren toxischen Stoffen im Körper durchgeführt werden. Neben Quecksilber in Zahnfüllungen spielen verschiedene Schwermetalle mehr und mehr eine wichtige Rolle bei der Ver- und Entgiftung.
Widmen wir uns zunächst dem Thema Amalgam. Bei den Amalgam-Zahnfüllungen berufen wir uns auf einen Kollegen, mit dem ich mich zu der Frage ausgetauscht habe. *Dr. Dietrich Klinghardt* ist der weltweit führende Experte für Schwermetall-Ausleitungen. Er ist Begründer der Entgif-

tungs- und Ausleitungstechnik mit vielen Wirkstoffen wie Chlorella, Knoblauch und anderem. Seiner Meinung nach sind an 60 bis 70 % aller Krankheiten die Quecksilberdampf absondernden Amalgamfüllungen schuld. Die Giftstoffe der Füllungen verteilen sich auf den gesamten Körper und dringen vor allem über die Blut-Hirn-Schranke als verdampfendes, nichtmetallisches Quecksilber in die Hirnzellen ein.

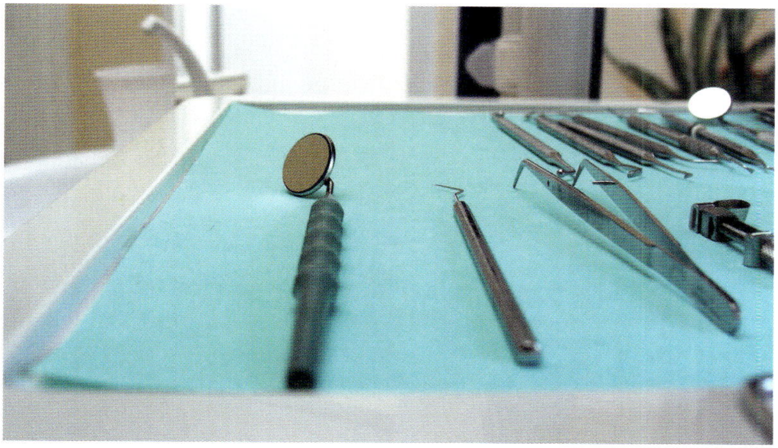

Viele Menschen haben Amalgamfüllungen in den Zähnen.

Wie bekommen wir das Amalgam wieder los? Amalgam kann nur vom Zahnarzt entfernt werden. Es sollte sich jedoch um einen Spezialisten handeln, der weiß, was und wie er die Entfernung durchführen muss. Denn nur ein Herausbohren entwickelt Hitze, das Quecksilber verdampft, und es wäre, als wenn Sie ein uraltes Fieberthermometer mit Quecksilber in den Mund nehmen, es aufbrechen würden und das Quecksilber auf der Zunge zergehen lassen würden. Jeder kann sich vielleicht daran erinnern, dass die Kinder immer davor gewarnt wurden, wie gefährlich es sei, wenn ein Fieberthermometer zerbirst und die Quecksilber-Kügelchen herausfallen sollten. Auf keinen Fall dürften die Kügelchen angefasst werden. Quecksilber im Blutkreislauf ist also sehr schädlich. Es gibt aber in der Zwischenzeit viele Techniken, zum Beispiel mit Nahrungsergänzung, die gegen schädliches Quecksilber helfen. Die Vitalpflaster sind hierbei ein Mittel erster Wahl.

Das Hauptproblem ist allerdings, wie nichtmetallischer Quecksilberdampf aus unseren Hirnzellen entfernt werden kann. Dort setzt er sich leider an und verursacht sehr viele schwere, degenerative Krankheiten.

Nach *Dr. Klinghardt* und meiner eigenen Forschungstätigkeit hilft hier vor allem die Eigenregeneration des Körpers (Selbstheilungskräfte), die Belastung im Hirn zu lindern und zu heilen. Dr. Klinghardt hat bereits im Jahr 2004 in den USA Forschungen mit den Vitalpflastern durchgeführt. Dabei hat er sich auf die Schwermetallausleitung konzentriert und untersucht, welche Resultate durch das vermeintliche Wundermittel Vitalpflaster erzielt werden können.

Ich möchte Ihnen auf den nächsten Seiten einen Abdruck der Zeitung anbieten (→ Seite 70ff.). Man muss wissen, dass Dr. Klinghardt der Erfinder der Neurokinesiologie ist. Er verweist daher immer wieder auf einige Tests, die beim INK

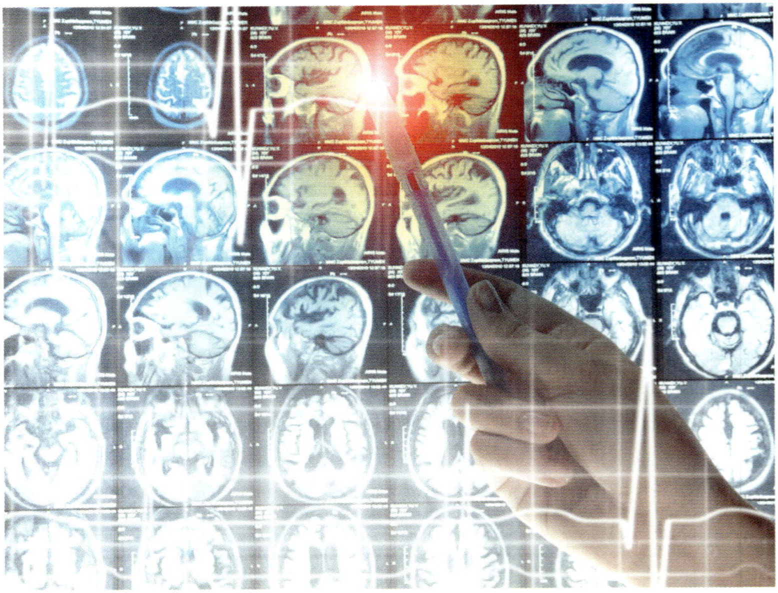

Die Selbstheilungskräfte unseres Körpers können durch Entgiftung verstärkt werden.

(Institut für Neurokinesiologie, einem Institut, an dem mehrere Tausend Fachärzte Mitglieder sind) Standard sind. Die Veröffentlichung in der Fachzeitschrift »Hier & Jetzt« vom INK ist für einen Schulmediziner gewagt. Dr. Klinghardt ist es seit der Aufdeckung der Amalgamvergiftungen in den 80er-Jahren gewohnt, als Freidenker bezeichnet zu werden. Dafür gilt er aber weltweit als *Papst der Entgiftung*.

Die Anwendungen tagsüber unter den Achseln sind gut gemeinte Vorschläge, vor allem für schwer kranke Patienten. Normalerweise ist bei normal gesunden bzw. leicht erkrankten Menschen die Anwendung über Nacht auf den Füßen absolut richtig und wesentlich einfacher durchzuführen.

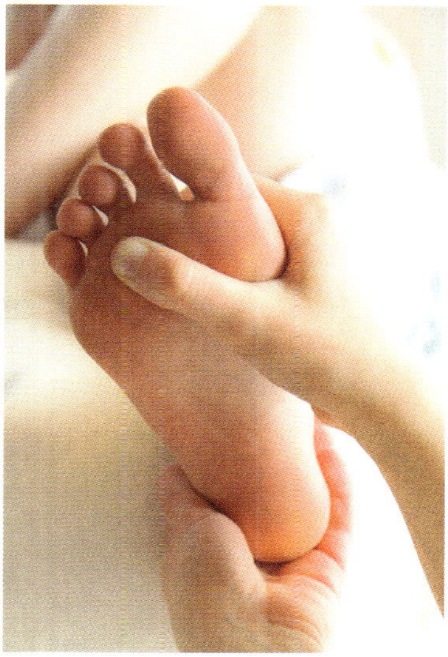

Vitalpflaster für die Füße. Dr. Klinghardt verwendet sie auch auf den Lymphzonen.

Als ich bei Dr. Klinghardt auf Vorträgen war, hat er während seiner Referate zum Schluss jeweils Probanden auf die Bühne geholt und sie immer vor allen Anwesenden auf die Anwendung der Pflaster ausgetestet. Unter allen Probanden war keiner, bei dem die Anwendung der Vitalpflaster nicht sinnvoll gewesen wäre. Jedes Mal ergaben seine Tests, dass die Anwendung der Vitalpflaster sinnvoll sei.
Dazu muss man sagen: Die vielen Hundert Zuhörer waren jeweils zum größten Teil Schulmediziner oder Fachleute aus der Gesundheitsbranche, also eigentlich Menschen, die über Gesundheit und zumal über ihre eigene Bescheid wissen sollten.
Seine Vorträge waren immer sehr inspirierend. Ich habe noch nie Säle gefüllt mit Medizinern erlebt, die zum Schluss eines Vortrages auf den Stühlen standen und Standing Ovations gaben!

Die Anwendung von Fußpflastern

Schwerpunktthema

Pflaster, Umschläge und Zugsalben wurden in der Medizin schon seit Tausenden von Jahren eingesetzt. In Europa sind es oft die Kanthariden-Pflaster, die zur Entgiftung der Lymphe eingesetzt werden. In der USA verwenden wir seit vielen Jahren das von dem Medium *Edgar Cayce* empfohlene Rhizinusöl bei der Entgiftung der Leber.

Seit etwa fünf Jahren verwende ich in meiner Praxis immer häufiger die aus dem asiatischen Raum stammenden Fußpflaster, die vor zwei Jahren unter dem Namen Vitalpflaster in Deutschland auf den Markt gekommen sind. Es gibt verschiedene Produkte mit unterschiedlichen Inhaltsstoffen und verschiedenen Qualitäten. Die Pflaster haben drei grundsätzlich unterschiedliche Wirkungen:

1 *Zugpflaster Wirkung:* Die Substanzen im Pflaster ziehen über die Haut Substanzen sowohl aus der Lymphe als auch aus den oberflächlichen Blutgefäßen und aus dem Gewebe selbst. Bei dieser Anwendung wird das Pflaster feucht und ändert die Farbe.

2 *Die Pflaster* geben Substanzen an die Lymphe, Blutgefäße und an das Gewebe ab. Bei dieser Anwendung wird das Pflaster ebenfalls feucht, ändert aber nicht unbedingt die Farbe.

3 *Die Pflaster* haben einen rein energetischen Effekt: Sie beeinflussen das darunterliegende Gewebe auf physikalische Art und Weise, und zwar über das Aufschwingen von Heilfrequenzen. Bei dieser Anwendung bleibt das Pflaster trocken (wird aber durch die gleichzeitig stattfindende Entgiftung der Haut und durch das Verdampfen von Schweiß oft hart).

Aus diesen drei Prinzipien ergibt sich die Anwendung. Ist eine Entgiftung erwünscht, sollte das Pflaster auf Hautstellen geklebt werden, auf denen der Körper natürlicherweise Substanzen abdampft. Die effektivsten Körperstellen sind die Achselhöhle, die Leistengegend und die Fußsohle. Ich frage daher die Klienten immer, wo sie am meisten schwitzen, und lasse sie die Anwendung dort beginnen.

Nach anfänglichen Schwierigkeiten haben wir endlich ein Labor gefunden, das die Pflaster nach der Anwendung untersucht. Unsere ersten Untersuchungen ergaben eine erstaunlich hohe Konzentration von Schwermetallen, insbesondere Blei und Cadmium in den Pflastern.

Wenn wir die Pflaster nach der Anwendung mit dem direkten Resonanztest (RD) testen, finden wir viele Substanzen, die bisher mit Labormethoden nicht oder nur schwer nachweisbar waren: Neurotoxine von Borrelien und Babesien, Insektizide, PBDE (Flammenschutzsubstanzen), Phtalate (neuer Autogeruch) und vieles andere.

Daraus ergibt sich folgende einfache Anwendung durch Aufkleben auf der Fußsohle:

- Als Begleitbehandlung bei der Entgiftung
- Begleitbehandlung bei der Entgiftung der Lymphe
- Begleitbehandlung bei Borreliose
- Bei der Anti-Aging-Medizin
- Bei chronischer Müdigkeit und chronischen Schmerzerkrankungen.

Bei der energetischen Anwendung der Pflaster sollte der Behandler RD beherrschen und energetisch testen können. Dieser Test sieht einfach aus: Welche Organe sind gestresst? Dort legen wir das Pflaster auf. Wirkt es als Heilmittel? Löst das Auflegen auf dieser Stelle einen Yin-Zustand aus?

Ich teste mit dem Pflaster in einer Hand die Akupunkturpunkte und Meridiane, vor allem die MFT-Punkte, alle Ausscheidungsorgane und alle Stellen, an denen der Klient Symptome aufweist.

Erstaunlicherweise hat sich das lokale Aufkleben der Pflaster bei folgenden Indikationen bewährt:

- Frauen mit Zysten oder Schwellungen in der Brust
- Bei Zahn und Kiefergelenkproblemen
- Bei Tumoren, vor allem bei lokalisierten Lymphomen
- Bei Wirbelsäulenproblemen
- Bei Nierenerkrankungen
- Bei assoziierten Symptomen der Gallenblase und bei Erkrankungen der Gallenblase
- Bei Erkrankungen der Schilddrüse bzw. Autoimmunthyreoiditis.

Es gibt sicher noch viele andere Bereiche der Anwendung, aber hier möchte ich mich nur auf das beschränken, was ich in der eigenen Praxis gesehen habe. Die Anwendung ist für den RD-Behandler leicht nachzuvollziehen, wobei man das Pflaster als Medikament verwendet. Am Ende der Sitzung wird das Pflaster auf den Signalverstärker aufgelegt. Gibt es einen Yin-Zustand, wird es angewendet.

Man kann dann nachtesten, auf welcher Körperstelle der tiefste Yin-Zustand erreicht wird. Dort wird das Pflaster aufgeklebt.

Einen Teil der Indikationen kann man in der *Materia Medica de Homeopathie* nachlesen. Bambus ist beispielsweise ein ausgezeichnetes Mittel zur Heilung von Wirbelsäulenproblemen. Die Wirkung der Fußpflaster ist für mich immer noch erstaunlich. Die einzige Nebenwirkung, die ich bisher beobachtet habe, ist die Irritation der Haut an der Stelle, auf der das Pflaster aufgeklebt war. Am Fuß kann es zum Entfachen von Pilzinfektionen kommen, wenn diese chronisch latent vorhanden sind. Schwermetalle halten oft Pilze unter Kontrolle. Nimmt man sie weg, gibt es zunächst ein *Freudenfest* der Pilze, bevor sich das Immunsystem einschaltet. Ich behandle dieses Problem mit Einreibung schulmedizinischer Pilzmittel oder mit Knoblauch. Die Tageszeit der Anwendung scheint auch eine große Rolle zu spielen: Ich bevorzuge daher, das Pflaster tagsüber anzuwenden. Ich klebe es so auf die Fußsohle, damit es das Fußgewölbe unterstützt. So werden wesentlich mehr Giftstoffe mobilisiert als nachts. Es gibt durchaus auch Klienten, die nachts an den Füßen mehr schwitzen und dann mehr entgiften. Nachts lasse ich das Pflaster zehn bis zwölf Stunden aufliegen, tagsüber acht Stunden.

Wird das Pflaster rein energetisch verwendet (z. B. im Gesicht), kann es länger aufliegen. Nach etwa 14 bis 20 Stunden ist das Pflaster energetisch leer: Es hat alle Inhaltsstoffe abgegeben, die es hatte. Ich empfehle, die Pflaster zur Entgiftung drei Wochen lang täglich anzuwenden und dann eine Pause von zwei bis sechs Wochen einzulegen.

Manche Schmerzprobleme verschwanden schon nach zwei bis drei Anwendungen. Im Rahmen der Schwermetallentgiftung empfehle ich, das Pflaster immer dann anzuwenden, wenn z. B. DMPS, DMSA oder Cilantro verwendet werden. Ein Teil der mobilisierten Substanzen wird dann über die Fußsohle ausgeleitet – und damit von den Nieren weggeleitet, sodass die Nieren weniger belastet werden. Man kann sozusagen die Pflaster als dritte Niere verwenden.

Aus:
Hier & Jetzt
Fachzeitschrift für Neurobiologie
nach *Dr. Dietrich Klinghardt.*
Ausgabe 2/2004. 6. Jahrgang

THEMA

Schwermetallvergiftung und Ausleitung

Dass Schwermetalle über die Füße mit den Vitalpflastern ausgeleitet werden können, wissen wir mittlerweile. Viele Studien, Tests und überzeugende Patientenarbeiten haben dies nachgewiesen. Auch unsere Laboranalysen, die wir von einem behördlich approbierten Labor auswerten ließen, zeigten in der sogenannten Massenspektralanalyse nach der Anwendung der Vitalpflaster auf den Fußsohlen über Nacht meistens eine hohe Konzentration verschiedener Schwermetalle und auch vieler synthetisch-chemischer Produkte.

Der Körper leitet durch die Vitalpflasteraktivierung nur Giftstoffe, keine Vitalstoffe (Mineralstoffe, Spurenelemente etc.) aus!

Wie funktioniert die Ausleitung genau?

Da ist zunächst die Blutzellspannung zu nennen, das Andocken toxischer Stoffe, insbesondere von Schwermetallen. Damit einher gehen Pilze, die gebunden sind.
Vielleicht fragen Sie sich, wo die synthetisch-chemischen Produkte herkommen, die uns vergiften. Quellen sind häufig Medikamente, die Pille, Hormontherapien, Chemotherapien, Lebensmittelverpackungen und leider auch häufig Kosmetika. Zum Thema Kosmetika → *SkinWorld – Das Schönheitsprogramm*.

Widmen wir uns nun den Schwermetallen.

Welche Probleme können Schwermetalle in unserem Körper hervorrufen?

Im Folgenden geht es um Metalle, die in höheren Konzentrationen bei unseren Austestungen gefunden wurden. Diese sind relevant.

Aluminium

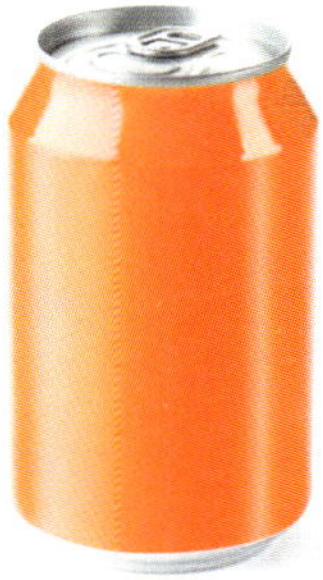

Aluminium ist kein Schwermetall, sondern eben ein Leichtmetall. Dennoch lohnt es, dass wir es hier ausführlich behandeln.

Der britische Aluminium-Experte *Professor Dr. Chris Exley* vom UHI-Institute in Staffordshire/UK hat sich auf das gesundheitsgefährdende Metall Aluminium spezialisiert. Exley spricht Klartext: Aluminium löst Brustkrebst aus, Alu ist ein Nervengift, es begünstigt Alzheimer und viele schwere Erkrankungen und kann sogar zum Tod führen. Aber wie kommt Aluminium in unseren Körper?

Meistens über die Nahrung! Aluminium ist ein weiches Leichtmetall und verbindet sich sehr gut mit flüssigen Lebensmitteln. Daher sind Getränke aus der Dose große Aluminiumlieferanten für den Körper. Seit 2001 ist es erlaubt, Aluminium in gewissen Mengen dem Trinkwasser beizufügen. Immerhin 0,2 Gramm pro Liter.

Ein weiterer Aluminiumlieferant ist Industriesalz. Damit es rieselfähig bleibt, wird es mit Aluminiumsilikat oder Aluminiumhydroxid verarbeitet.

Aluminium finden wir aber auch in unzähligen Medikamenten. Ob als Impfstoffzusatz (verstärkt die Reaktion der Impfung), als Magensäureblocker in Tabletten und vielem mehr. Die Sicherheit von Aluminium in den Medikamenten wurde nie getestet, nur die Funktion! Dazu kommt der am meisten gefürchtete Aluminiumzubringer für unseren Körper, nämlich Deos und andere Kosmetika.

***Dr. Exley* glaubt, dass die mit Aluminium hergestellten Deos sogar zu Brustkrebs führen können bzw. diesen begünstigen.**

Aluminium lässt sich im Körper nur schwer nachzuweisen. *Dr. Exley* und vielen anderen Forschern ist es gelungen, Aluminium in den Muskelzellen von Menschen nachzuweisen. Dafür mussten Biopsien vorgenommen werden, also ein Verfahren, das normalerweise kaum durchgeführt wird. Dabei zeigte sich, dass einzelne Zellen mit bis zu 50 % ihres Volumens mit Alupartikeln gefüllt waren. Diese erschreckende Entdeckung ließ aufhorchen. Dennoch wehrt sich die Aluminiumindustrie gegen solche Vorwürfe, was aber verständlich ist. Schließlich wäre es wirtschaftlich (volks- und betriebswirtschaftlich) eine Katastrophe, würde die Gesundheitspolitik plötzlich Aluminium aus allen Lebensmitteln, Getränken, Medizinalprodukten und auch aus Kosmetikprodukten verbieten.

Wie lässt sich Aluminium aus dem Körper ausleiten?

Bislang gibt es medizinisch noch keine Lösung. Vitalpflaster weisen jedenfalls nach ihrer Anwendung eine große Menge Aluminium auf. Das heißt, Aluminium wird mit den Vitalpflastern aktiv ausgeleitet. Bei einem jungen Spitzensportler hatten wir sogar eine derart große Menge an Aluminium nach der Anwendung im Labor gefunden (Spektralanalyse), dass ich ihn speziell darauf angesprochen habe. Seine Antwort war: »Als Spitzensportler trinke ich gut 10 bis 20 Energydrinks pro Tag. Das ist normal. Das machen alle so.« Damit dürfte klar sein, wie es zu dieser hohen Aluminiumkonzentration gekommen war.

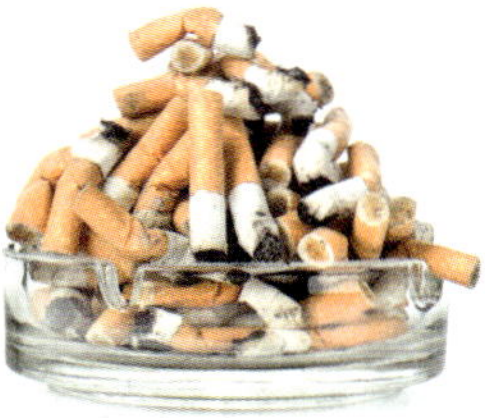

Blei

Zigarettenrauch enthält eine große Menge Blei. Leider sind die Böden in Ballungsgebieten seit der Bleibenzin-Zeit und bis Ende der 90er-Jahre nach wie vor stark belastet. Der Rückbau wird noch mehrere Hundert Jahre dauern.
In unseren Knochen lässt sich gegenüber unseren Vorfahren eine um das 10- bis 1.000-fach höhere Menge an Blei nachweisen, wie Knochenfunde belegen konnten.
Eine Studie des epidemiologischen Instituts der Tulan Universität in New Orleans/USA belegt, dass Blutbleiwerte über

20 Mikrogramm/Liter Blut (weit unterhalb der gesetzlichen Grenzwerte von 100 Mikrogramm/l) zu einer deutlich erhöhten Sterblichkeit durch Herzinfarkt, Schlaganfall und andere Erkrankungen führen können. Zudem steht die Menge an Blei in direktem Zusammenhang mit Gehirnerkrankungen (Demenz und Parkinson). Knochenerkrankungen wie Osteoporose gehen ebenso auf das Konto eines zu hohen Gehaltes an Blei. Und Blei kann noch mehr: Es führt zu Depressionen, Müdigkeit, Denkstörungen, Verstopfung, Haarausfall, Herzinsuffizienz, Bluthochdruck, Arteriosklerose, Arthrose, Hyperaktivität (auch bei Kindern) und vielen anderen Erkrankungen.

In den Vitalpflastern findet sich nach der Anwendung fast immer Blei. Ich habe noch kaum eine Analyse gesehen, bei der nicht ein erhöhter Wert von Blei nachgewiesen wurde.

Kadmium

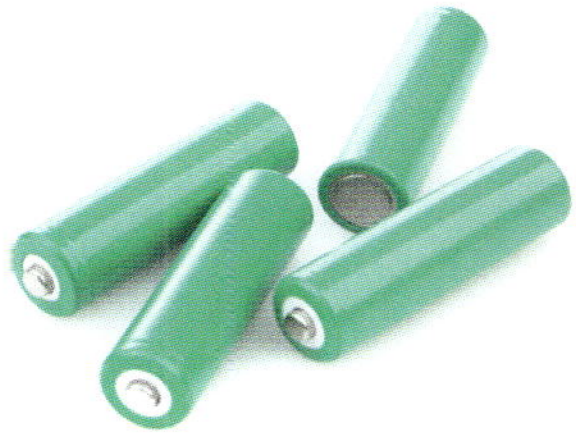

Das nierenschädigende Schwermetall gelangt vor allem durch Abgase, Zigarettenrauch, Nickel-Kadmium-Batterien, verschiedene Kunststoffe (Billigplastik-Lebensmittelbehälter) und bei verschiedenen Zahnwurzelfüllungen in den Körper. Kadmium schädigt nicht nur die Nieren, es führt auch zu Osteoporose und ist nachweislich an der Bildung von Krebs beteiligt. Wenn ein Mensch seinen Geschmackssinn verliert (Zunge, Nase), ist meistens Kadmium mit im Spiel.

Palladium und Platin

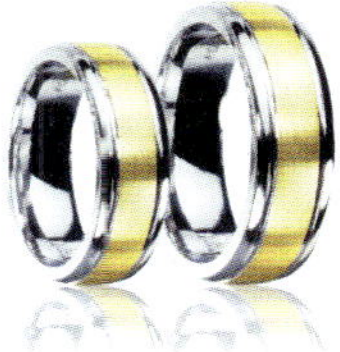

Diese beiden Metalle sind fast immer in Goldlegierungen für Zahnersatzmaterialien enthalten. Auch Goldschmuck beinhaltet Palladium und Platin. Zudem findet sich Palladium und Platin in Raumduftsprays, in Abgaskatalysatoren von Autos und überhaupt in der durch Feinstaub belasteten Luft, die wir einatmen. Die WHO (Weltgesundheitsorganisation) schreibt Palladium zu, dass es sich an Proteine, Aminosäuren, Erb-

Tipp
Tragen Sie möglichst wenig Goldschmuck. Und wenn, dann nur zu bestimmten Anlässen, jedenfalls möglichst wenig auf Dauer.

substanzen und Schwefelgruppen in unserem Körper bindet und so die Funktionen dieser Gruppen behindert. Zudem beeinträchtigt Palladium die Funktion wichtiger körpereigener Enzyme. Allergien und Autoimmunerkrankungen sind häufig die Auswirkungen dieser Funktionsstörung durch Palladium.

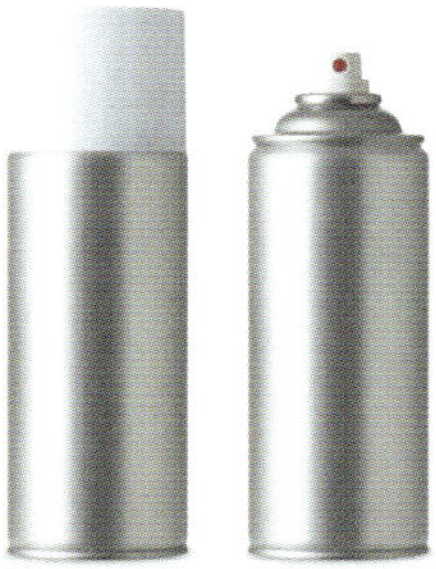

Silber

Häufig wird Silber bei der Funktionswäsche und in verschiedenen Gebrauchstextilien eingesetzt! Zudem wird es zur Desinfektion von Gebrauchsprodukten verwendet.
Ein Boom in der Naturheilkunde ist der Einsatz von kolloidalem Silber. Silber tötet Krankheitserreger ab. Diese Funktion ist unbestritten. Aber dabei geht es lediglich um die Funktion des Silbers, ähnlich wie beim Aluminium! Was sind bekannte Nebenwirkungen?
Die negativen Folgen von Silber sind bekannt und werden von der Silberindustrie einfach unter den Teppich gekehrt. Silber ruft häufig Allergien und Autoimmunerkrankungen hervor. Es kann zu Denkstörungen und Vergesslichkeit führen und löst langfristig rheumatische Beschwerden aus. Selbst das Bundesamt für Risikobewertung (in der Schweiz) bewertet die breite Anwendung von Silber zur Desinfektion als kritisch.

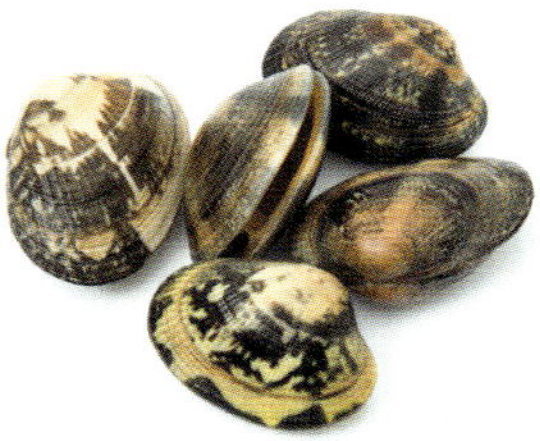

Zinn

Nicht verwechseln mit Zink! Zinn kann Leber und Hirn schädigen. Das giftige Metall findet sich häufig auf der Innenseite von Zahnpastatuben und in PVC-Böden. Zudem findet sich Zinn im Amalgam.
Meeresfrüchte und Fische sind häufig mit sehr viel Zinn belastet. Vor allem die aus der Meeresindustriefischerei erhaltenen Fische sind fast immer stark belastet.

Zinn wird als legales desinfizierendes Mittel bei der Aufzucht von Kartoffeln, Erdbeeren und Zuckerrüben verwendet. Leider findet es sich häufig sogar in Biolebensmitteln. Die klassischen EU-Biolabels garantieren leider keine Zinnfreiheit.

Kosmetikinhaltstoffe

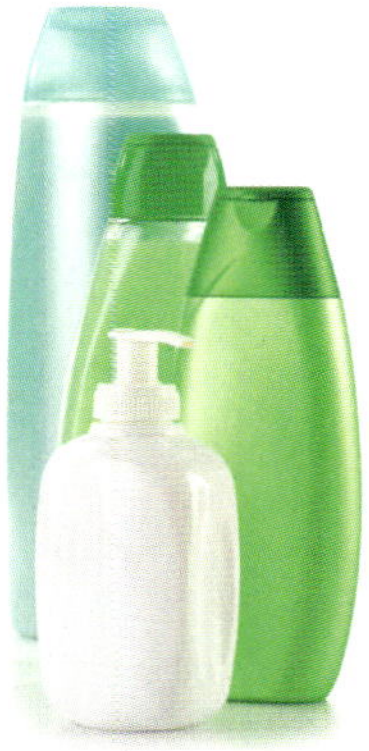

Zu diesem Thema → auch:
SkinWorld-Das Schönheitsprogramm.
Das Buch benennt ausführlich die negativen Inhaltsstoffe von Industriekosmetik. Leider auch die zum Teil bedenklichen Inhaltsstoffe in der Naturkosmetik, vor allem dann, wenn sie beim Discounter möglichst billig sein muss. Was der Säureschutzmantel für eine tolle Erfindung der Industrie ist, wird darin ebenso aufgezeigt wie die Wirkung von Kosmetika auf unsere Haut, insbesondere auf die Gesichtsreflexzonen.

All diese und noch viele weitere Schwermetalle, Leichtmetalle, aber auch andere toxische Stoffe (synthetische Chemie) finden wir in der Auswertung nach der Anwendung der Vitalpflaster. Es ist aber völlig unwichtig, detailliert auszuwerten, was sich alles in den Pflastern nachweisen lässt.

Chemikalien dringen über die Haut direkt in den Körper ein. Industriekosmetik vergiftet viele Menschen!

Wir empfehlen, die Vitalpflaster intensiv über ein, zwei oder auch drei Monate täglich anzuwenden, um eine vernünftige Entgiftung und Entschlackung zu erzielen. Danach regelmäßig mindestens ein- bis zweimal die Woche. Die Anwendung hat ähnliche Funktion für den Körper wie das Zähneputzen für Zähne und Zahnfleisch.

VITALPFLASTER RICHTIG ANWENDEN

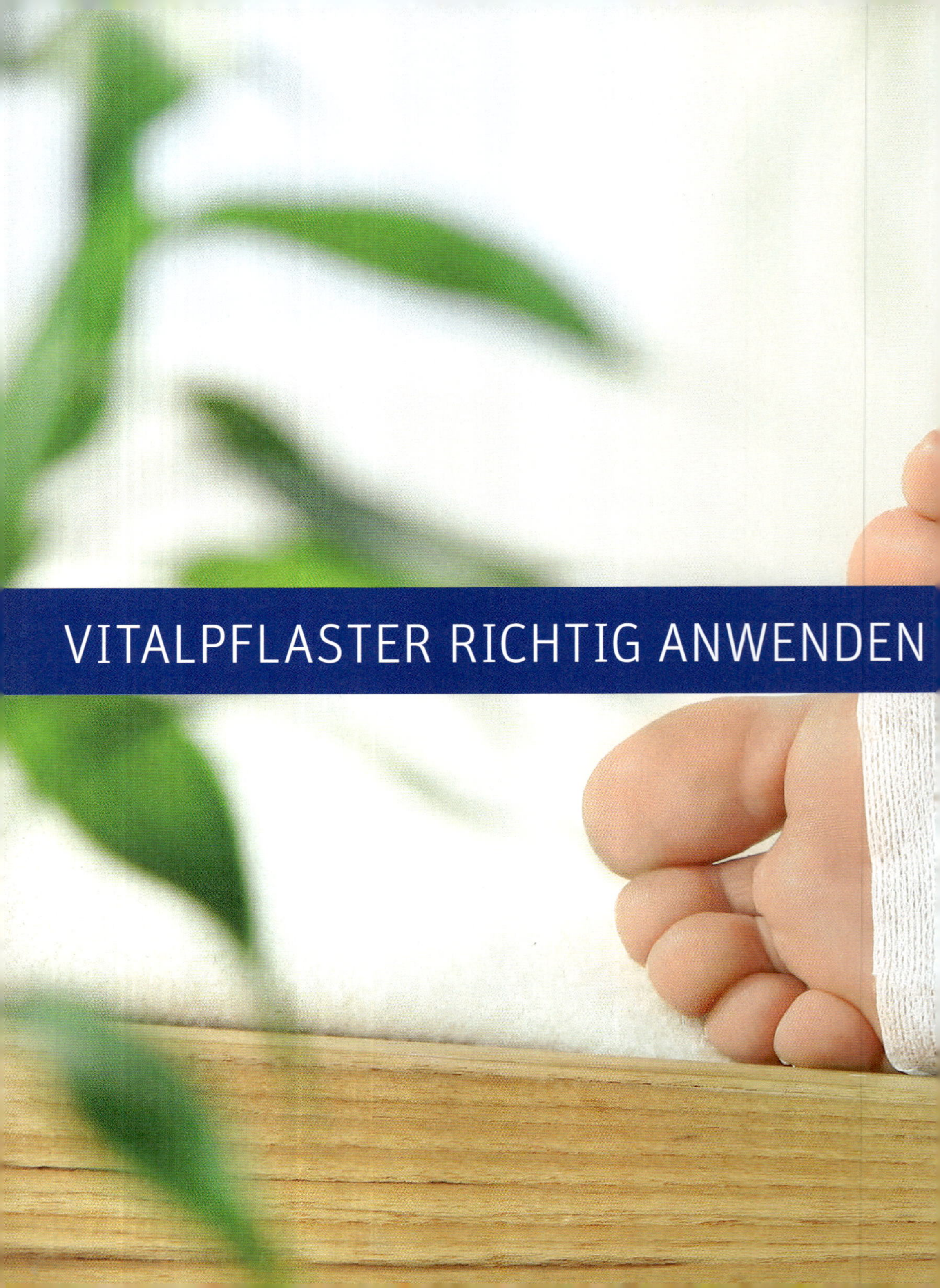

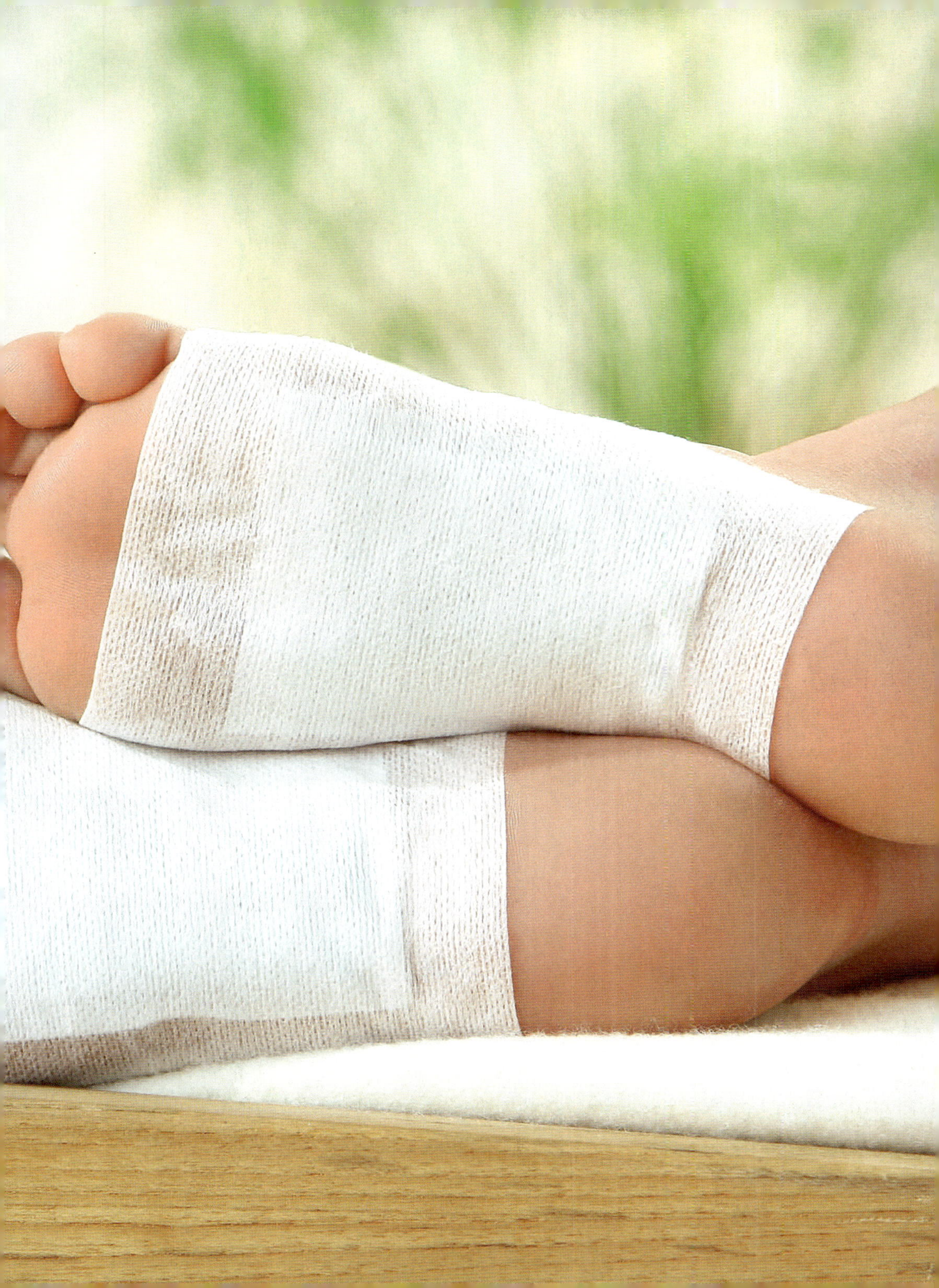

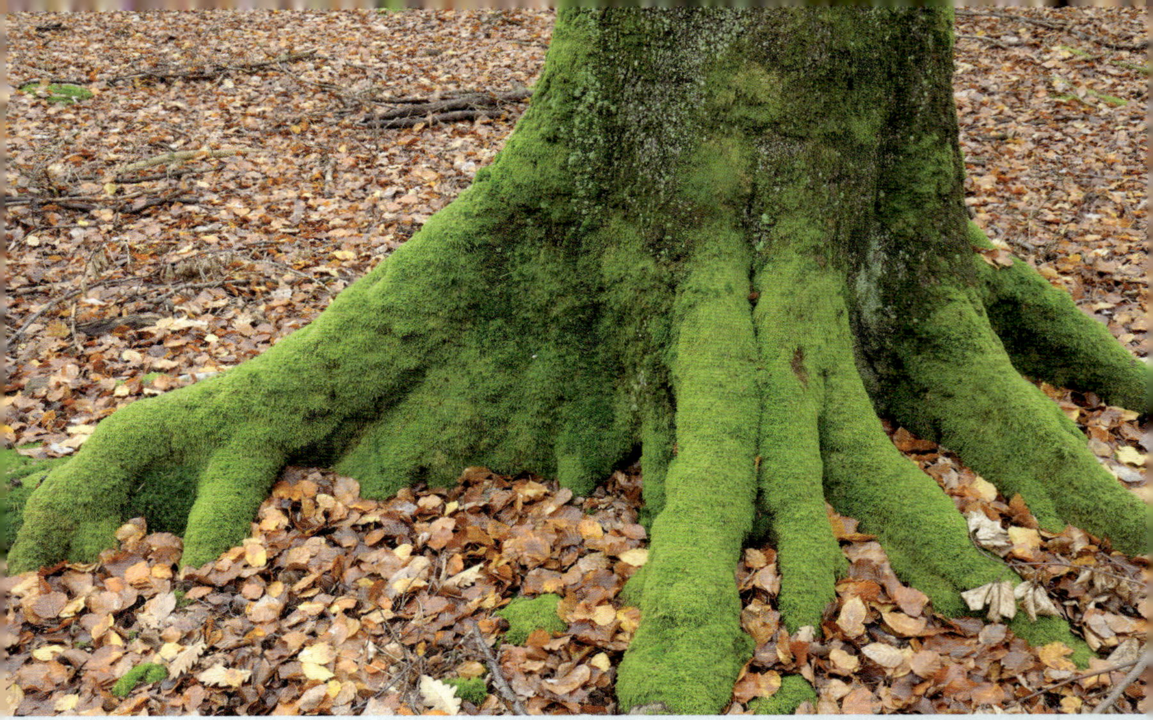

Praktische Anwendungen

Vitalpflaster: die Grundkur

Für das Entgiften, Entschlacken und Ausgleichen sind nicht nur die richtigen Vitalpflaster wichtig. Genauso entscheidend ist es, dass sie richtig angewendet werden. Grundsätzlich ist die Anwendung auf den Fußsohlen über Nacht sehr zu empfehlen.

Die Fußsohle gilt als die Reflexion aller Energiekanäle und aller Organe schlechthin. Über die Fußsohle können wir im Sinne der TCM jede Disharmonie erreichen.

Eine *normale* Entschlackung und Entgiftung erfolgt also über die Fußreflexzonen. Speziell wird hier die Mitte der Fußsohlen aktiviert, da sich darauf der einzige Akupunkturpunkt auf den Fußsohlen befindet, nämlich *Niere 1.*

Niere 1 ist in der TCM Ausleitungspunkt *par excellence*. Über diesen Punkt wird die Mitte gestärkt, der *Geist* (Shen) wird beruhigt, und allgemein reguliert er das Energiesystem im Körper (wie zwei Stecker in der Steckdose). Auch in jeder Meditation oder Qi-Gong-Übung und bei allen anderen energieregulierenden Techniken wird zuallererst die *Erdung* über die Füße mit dem Boden hergestellt. Damit leitet man schlechte Energien aus. Physisch wird somit die Entgiftung/Entschlackung aktiviert. Diese Anwendung kann nicht oft genug wiederholt werden. Sie sollte aber mindestens über vier Wochen regelmäßig stattfinden. Auch nach dieser Grundkur wird die Klebetechnik regelmäßig weiter angewendet. Weiteren Anwendungen (→ Seite 94ff.) sollte eine solche Entgiftung und Energieregulierung vorausgehen. Die Grundanwendung kann gut kombiniert werden mit anderen Anwendungen.

Vier Wochen Grundkur sollten mindestens sein!

Die Applikation geschieht in der Regel über Nacht. Sollte ein Schlafmangel daraus entstehen, können die Vitalpflaster auch tagsüber aufgebracht werden. Normalerweise ist aber das Gegenteil der Fall: Durch die Vitalpflaster schläft man wesentlich besser, tiefer und ist in der Früh ausgeruht.

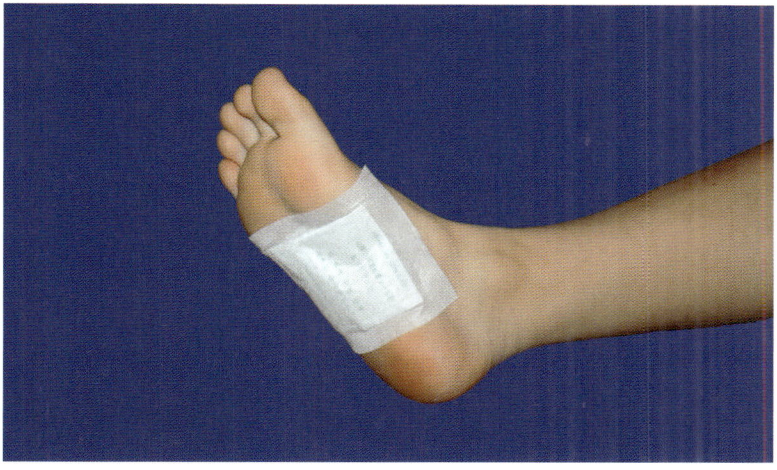

Vitalpflaster auf der Fußmitte stellen die Basis aller Anwendungen dar.

Wenn aktive Reaktionen auftreten (Entgiftung) kann die Kur auch für kurze Zeit unterbrochen werden (ein bis drei Tage/ Nächte). Dann sollte wieder begonnen werden und, so gut es geht, erneut eine regelmäßige Anwendung stattfinden.

Achtung: Es sollten immer zwei Vitalpflaster aufgebracht werden – also auf beiden Füßen gleichzeitig. Das ist sehr wichtig.

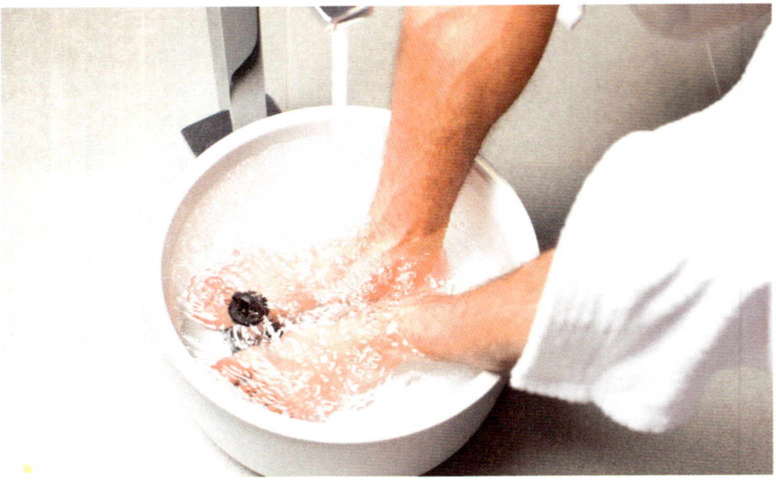

*Füße vorher reinigen und **keine** Creme oder dergleichen auftragen!*

Die Vitalpflaster werden auf die gewaschenen und getrockneten Fußsohlen aufgeklebt. Die Fußsohle darf nach der Reinigung nicht mit irgendwelchen Salben behandelt sein.

Eine Kur muss mindestens 30 Nächte konsequent durchgeführt werden. Danach kann man je nach Befinden die Kur problemlos längere Zeit weiter durchführen. Nach der Entgiftungs- und Entschlackungskur wird eine Daueranwendung von ein bis dreimal pro Woche empfohlen. Wie oft man die Pflaster dann anwendet, muss jeder für sich selbst entscheiden. Viele haben selbst das Bedürfnis zu kleben und spüren nach ein paar Tagen ohne Vitalpflaster zu kleben einen deutlichen Unterschied in Bezug auf Konzentration, höhere Energie, bessere Schlafqualität oder wiederkehrende Schmerzen. Vitalpflaster dürfen von jedermann verwendet werden. Auch

Kinder und Schwangere dürfen Vitalpflaster anwenden.
Wir haben die Vitalpflaster auch bei Klein- und Kleinstkindern angewendet. Dabei werden beispielsweise neugeborenen Babys die Vitalpflaster unter das Leintuch gelegt (nicht aufgeklebt), um den Energiehaushalt zu regenerieren. Die Rückmeldungen sind unglaublich positiv. Vor allem der Schlafrhythmus verbesserte sich bei vielen Babys.
Kleinen Kindern kann man die Pflaster vor allem auch auf den Bauch geben. Bitte bei Kindern, insbesondere bei Babys, keine Kleber verwenden, sondern mit Binden, Bändern oder auch mit hypoallergenen Pflastern befestigen. Diese Befestigungsprodukte sind in jeder Drogerie oder Apotheke erhältlich.
Die Befestigung der Pflaster auf den Füßen ist normalerweise mit den Klebern perfekt. Zu beachten ist lediglich, dass eine Ausleitung Schwermetalle hervorbringt und dabei »die Pilze zu tanzen beginnen« (→ Dr. Klinghardt, Seite 72f.). Das heißt, es kann sich rund um den Klebeteil des Pflasters ein Ausschlag entwickeln. Diesen sollte man behandeln, allerdings nicht mit Kortison. Dazu eignet sich wohl eher die Einreibung mit Knoblauchzehen oder eine natürliche Creme, die dazu geeignet ist. Ich empfehle meinen Kunden jeweils *SkinVital-Serum*.

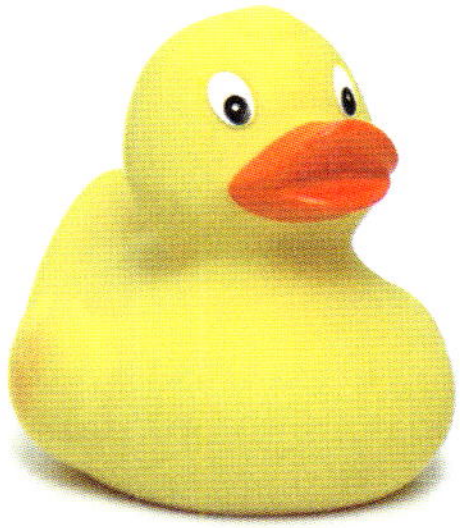

Vitalpflaster eignen sich auch sehr gut für Kinder. Die Kleber sollten dabei aber nach Möglichkeit nicht angewendet werden. Hier sind Bandagen etc. besser geeignet.

Lymphentgiftung bei starker toxischer Belastung (Medikamente)

Nach *Dr. Klinghardt* ist eine Ausleitung vor allem bei großer Belastung der Lymphe (synthetische Chemie) mit einer speziellen Technik anzugehen.
Die Lymphe ist bekanntlich der größte Speicher toxischer Abfallstoffe aus der synthetischen Chemie. Daran ist vor allem die Pharmaindustrie beteiligt. Nach Chemotherapie oder anderen sehr intensiven Anwendungen lohnt es sich, eine

Sicherheitshalber empfehle ich für die Anwendung über Nacht, auch Pflaster unten auf die Fußsohlen aufzukleben. Damit wird die Wirkung verstärkt und gleichzeitig die Reaktion gelindert.

aktive Lymphentgiftung durchzuführen. Die besten Erfahrungen und Anwendungen wurden, wie nahezu alle Studien belegen, mit den drei Lymphhauptzonen gemacht. Dabei werden die drei nachfolgend beschriebenen Lymphzonen über mindestens 21 Tage abwechslungsweise beklebt.
Da viele Menschen erfahrungsgemäß bei dieser Entgiftung aktiv reagieren, ist es empfehlenswert, die Kur tagsüber durchzuführen. Selbstverständlich kann eine nächtliche Anwendung auch erfolgen. Es können allerdings dann unruhige Nächte werden.

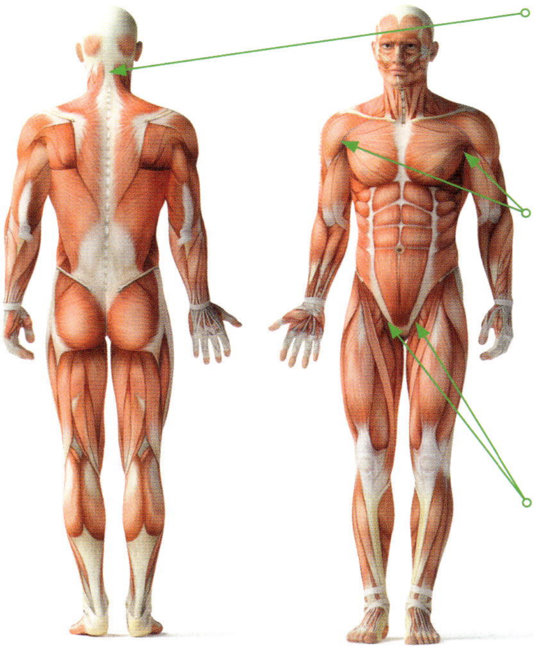

Die drei Lymphhauptzonen sind:

Direkt am Nackenhaaransatz. Dabei das Vitalpflaster möglichst ganz an den Rand des Klebers aufbringen, damit sich das ganze Vitalpflaster auf dem Punkt selbst befindet.

In den Achselhöhlen auf beiden Seiten, direkt unter dem Hauptbrustmuskel. Vorher müssen die Achselhaare entfernt werden. Damit das Pflaster gut sitzt, kann man ein eng anliegendes T-Shirt oder Unterhemd tragen.

In den Leisten auf beiden Seiten. Auch hier müssen vorher die Haare entfernt werden. Zur guten Befestigung eng anliegende Unterwäsche tragen.

Die Reaktion auf diese Ausleitung kann sehr aktiv sein. Häufig muss auch länger als drei Wochen geklebt werden. Diese Lymphentgiftung kann man auch prophylaktisch einmal im Jahr durchführen.

Verschiedene Schmerzzustände

Schmerz ist nicht gleich Schmerz. Wir unterscheiden grob vereinfachend zwei Schmerzzustände: akuten und chronischen Schmerz.

Akuter Schmerz

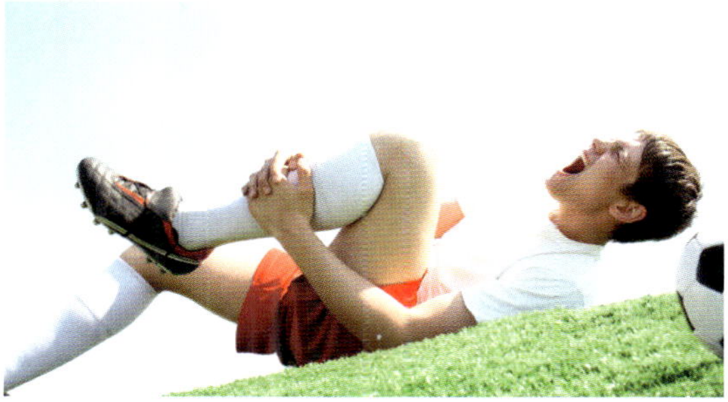

Akuter Schmerz gilt in der TCM als *heißer* Schmerz. Meist handelt es sich dabei um eine Entzündung. Typisch ist dabei, dass die Linderung des Schmerzes durch Kühlung erfolgt. Akute Schmerzen sind z. B. Unfallschmerzen (Verstauchung, Prellung, Zerrung), Entzündungen (-itis), aber auch stechende, pulsierende Organschmerzen (zum Beispiel Menstruationsbeschwerden, Blasenentzündungen etc., obwohl diese Schmerzen nicht mit Kälte gelindert werden können).

In diesem Fall wird nach der *Dawos*-Methode geklebt (da wo es wehtut). Also *direkt* auf die Schmerzstelle. In der Regel wird damit der Schmerz (lokale Übersäuerung) sowie die Schwellung ausgeleitet. Zumindest verläuft der Heilungsprozess wesentlich schneller.

Chronischer Schmerz

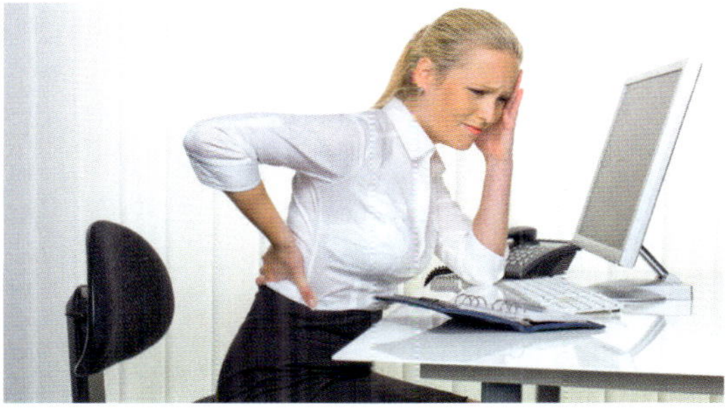

Chronischer Schmerz wird auch *kalter* Schmerz genannt. Wärme bringt dieser Schmerzart häufig Linderung. Typisch sind Gicht, Rheuma, Arthrose, Gelenkschmerzen *(eingerostet)*. In diesem Fall wird nach der *Sandwich*-Methode geklebt, das heißt, die Schmerzstelle wird von zwei Seiten *eingeklemmt,* also oben und unten oder links und rechts. Auch klebt man häufig am Anfang und am Schluss, beispielsweise bei chronischen Oberschenkelmuskulaturschmerzen. Anstatt auf den Muskel und auf den Beinbizeps zu kleben, kann man hier gut am Muskelansatz und oberhalb des Knies in Energieflussrichtung (also auf derselben Linie) je ein Pflaster anbringen. Damit wird der Muskel aktiviert.

Ziel des Sandwich-Klebens ist es, die kalte, blockierende Stelle (Stase) zu aktivieren und so den Energiefluss wieder anzuregen.

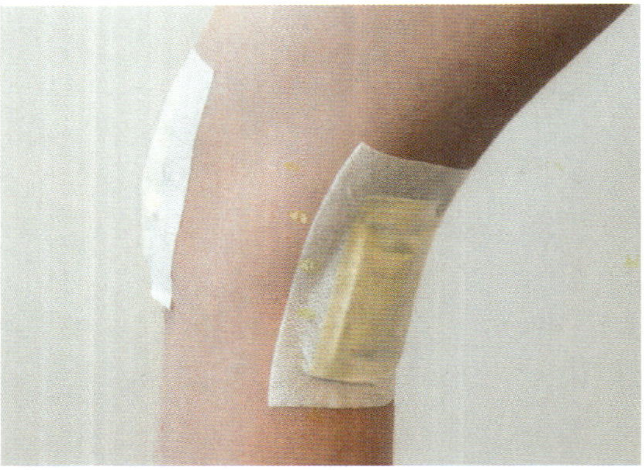

Achtung: Typisch dabei ist, dass bei der Aktivierung dieser Blockade anfänglich stärkere Schmerzen auftreten. So kann es während der ersten zwei bis vier Tage zu pulsierenden, aktiven Schmerzen kommen. Das ist allerdings normal und zeigt sogar den gewünschten Regulationseffekt. Im Ernstfall kann man auch auf das zweite Pflaster (*Sandwich*-Methode) für ein bis zwei Tage verzichten, bis der akute Schmerz verschwunden ist. Danach sollte man aber über längere Zeit wieder kleben. Bei chronischen Schmerzen ist wichtig zu erwähnen, dass alle chronischen Krankheiten, insbesondere Ablagerungen im ganzen Körper (häufig zuerst Hände, Knie, später Rücken usw.) *immer* mit Übersäuerung zu tun haben. In dem Fall und bei einer derart fortgeschrittenen Übersäuerung ist eine Grundkur über 30 oder wahrscheinlich sogar 60 bis 90 Tage mit Fußsohlenbeklebung angezeigt und erforderlich.

Zum Thema Schmerzen gibt es viele Erfahrungsberichte. Hierzu einige Beispiele ab Seite 111.

Gezielte Anwendung auf Reflexzonen

Reflexzonen finden sich an den Füßen (Fußsohle und Fußoberseite), an den Händen und im Gesicht. Es gibt aber auch weitere Reflexzonen, z. B. die Wirbelsäule, die Zähne, die Ohren usw.

Mit den Vitalpflastern werden vor allem die Fußreflexzonen beklebt. Die Anwendung findet häufig über Nacht statt. Aus rein praktischen Gründen, denn über die Füße wird vielfach aktiv ausgeleitet, und die Vitalpflaster füllen sich mit Schlacke/Toxinen etc. Das wäre tagsüber in den Schuhen eher unangenehm. Selbstverständlich darf man auch tagsüber kleben. Sie können die abgebildete Fußreflexzonentafel nutzen, damit Sie Ihre eigenen Anwendungen besser verstehen können. Beispiel: Sie sollten sich konzentrieren können, weil sie zum Beispiel eine Weiterbildung machen und gerade viel auswendig lernen möchten. Dann empfehle ich Ihnen: Kleben Sie über Nacht die großen Zehen ab. Wickeln Sie die Zehen in je ein Pflaster ein. Sie können die Pads mit einer Bandage befestigen, damit Sie den Kleber nicht umwickeln müssen. Machen Sie das mindestens sieben bis zehn Nächte, und Sie werden staunen.

Die Reflexzonen an den Händen funktionieren genauso wie an den Füßen. Tagsüber können sie eine gute Alternative zu den schwitzenden Füßen sein.

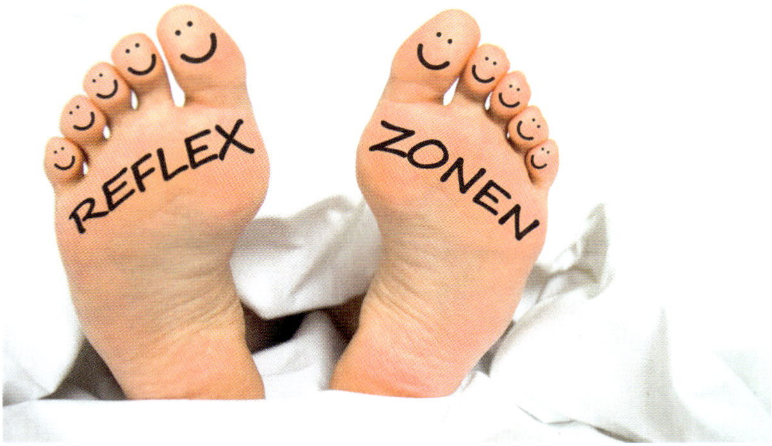

Plagen Sie Hämorrhoiden? Dann kleben Sie das Pflaster über Nacht auf den Beckenboden (Fußreflexzone ganz unten an der Ferse, eventuell sogar über die Ferse hinausziehen Richtung Achillessehne). Bekleben Sie beide Füße. In der Regel ist nach nur einer Anwendung die Reizung der Hämorrhoiden bereits wesentlich geringer und meistens nach fünf bis zehn Nächten vollständig weg. Das sind nur Beispiele, wie Sie die Pflaster bei bestimmten Beschwerden und an welchen Stellen anwenden können.

Akupunkturpunkte und Reflexzonen sind **nicht** das Gleiche!

Akupunkturpunkte & Vitalpflaster

Bisher ging es vorwiegend um die Anwendung der Vitalpflaster auf Reflexzonen, wobei wir auch schon einige wenige Akupunkturpunkte integriert haben. Im Folgenden geht es nun um die Anwendung der Vitalpflaster auf den Akupunkturpunkten. Die folgenden Abbildungen und die Tabellen ab Seite 130, zeigen Ihnen, welche Akupunkturpunkte Sie mit den Vitalpflastern bekleben können und wie sich am sichersten Erfolge einstellen werden. Diese Punkte sind das Ergebnis einer mehr als zehnjährigen Praxis. Sie haben sich sehr bewährt. Es ist nicht einfach, die Akupunkturpunkte genau zu lokalisieren. Meist haben sie nur einen Durchmesser von ein bis zwei Millimeter. Dennoch sollte man die Akupunkturpunkte möglichst genau treffen. Anders verhält es sich mit den Vitalpflastern. Die Pflaster sind groß genug, sodass jedes die Punkte problemlos trifft. Zudem verhalten sich die Pflaster so, dass die energetische Wirkung auch passt, wenn man sie tatsächlich mal ein paar Zentimeter danebensetzen würde. Allerdings funktioniert dann die Ausleitung nicht. Sollten Sie wirklich komplett danebenliegen, dann wissen Sie ja, dass Vitalpflaster nie schaden können, da sie immer in die Mitte ausgleichen.

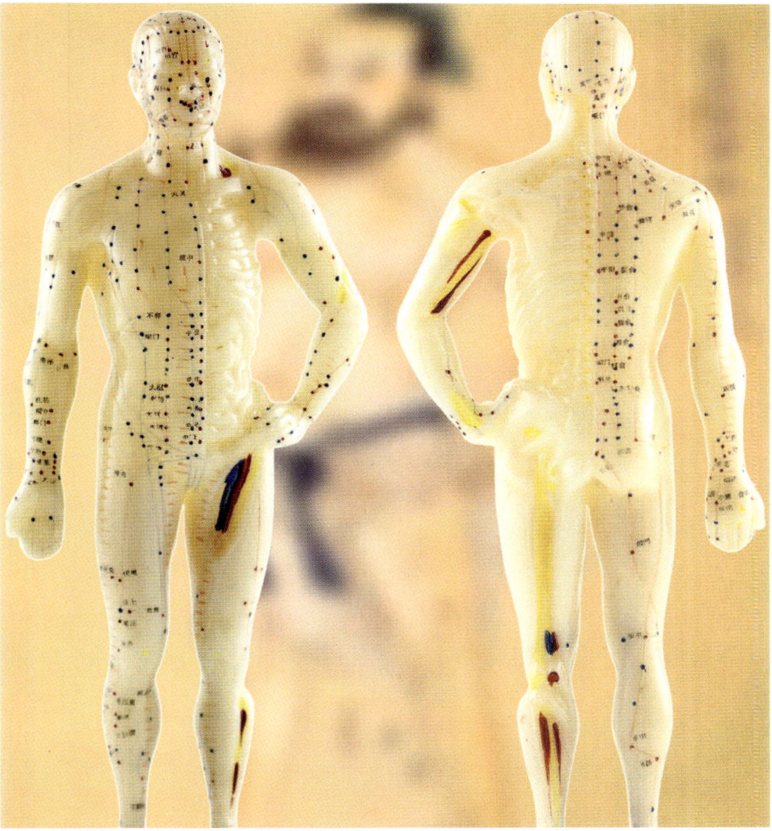

Akupunkturpunkte waren vor 5.600 Jahren schon bekannt, wie das Beispiel Ötzi zeigt. Heute kennen wir über 2.000 Punkte, etwa 50 davon sind wirklich wichtig.

Vitalpflaster ersetzen allerdings **keine** Therapie oder medizinische Anwendung. Sie aktivieren lediglich die Selbstregulation des Körpers.

Alle Anwendungen, die Sie mit den Vitalpflastern durchführen, unterliegen Ihrer Verantwortung. Es gibt zwar keine Kontraindikationen (etwa: »Über Risiken und Nebenwirkungen informiert Sie …«). Aber es gibt auch keine Heilversprechen. Sie können sich auch an niemanden wenden, was im Normfall auch nicht nötig ist. Entweder das Pflaster hilft Ihnen oder nicht. Vielleicht müssen Sie einfach länger oder auch anders kleben. Sie sollten dabei auf jeden Fall selbst die Verantwortung für sich übernehmen.

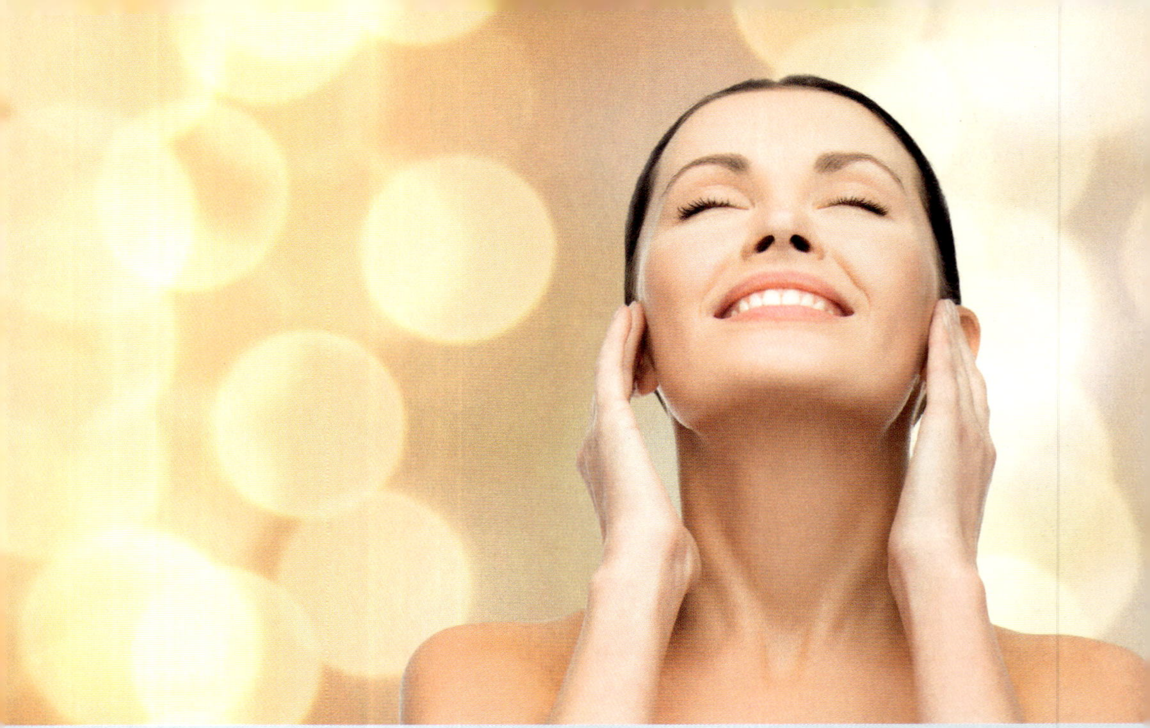

Spezialanwendungen

Was ist Schönheit? Und welche Signale zeigen uns Hautkrankheiten in Bezug auf innere Organkrankheiten? In der Traditionellen Chinesischen Medizin ist eine gesunde Haut an ein aktives Immunsystem (Abwehr-Qi = WEI-Qi) gekoppelt. Wenn das Abwehr-Qi aus der Sicht der TCM *das Fleisch wärmt, die Haut kräftigt und nährt und das Öffnen und Schließen der Poren kontrolliert,* dann ist die Haut gesund und widerstandsfähig. Um ein gut fließendes Qi (sprich »Tschi« = Energiefluss) zu fördern, ist eine Grundkur wichtig. Die Anleitung dazu haben Sie gelesen im Kapitel: *Vitalpflaster richtig anwenden,* → Seite 82ff.

Je länger und regelmäßiger Vitalpflaster angewendet werden, desto harmonischer läuft der Qi-Fluss im Körper ab und desto

schöner und aktiver wird die Haut. Dabei reguliert sich auch das Abwehr-Qi, und die Haut wird straffer, strahlt mehr, und die Säfte bauen sich wieder auf.
Falten sind aus Sicht der TCM vor allem mit dem Fehlen von Säften zu erklären. Aber auch mit dem Verlust von Spannkraft (Magen-Milz-Qi).

Voraussetzung für schöne Haut

- Ein bis zweimal jährlich eine Grundkur durchführen.
- Die Vitalpflaster anschließend regelmäßig (ein- bis zweimal pro Woche) als *Zähneputzen für die Haut* weiter anwenden.
- Bei Hautkrankheiten gezielt intensiv vorgehen (→ verschiedene Beschwerdebilder wie Akne oder Neurodermitis im Folgenden)

Selbstverständlich sind weitere Faktoren für die Regulation der Haut notwendig, z. B. genügend Flüssigkeit einnehmen. Dazu empfehlen wir Kräutertee-Rezepturen. Sie sind in der Regel als Begleitung von Vitalpflaster-Anwendungen wichtig. Die Vitalpflaster helfen, die Haut zu regulieren. Und eine schöne Haut verweist auf gesunde Organe. Hautkrankheiten entstehen meist durch den Einfluss äußerer pathogener Faktoren (krank machende Einflüsse wie Wind, Kälte, Hitze, Feuchtigkeit, Trockenheit, Gifte etc.) und durch innere Disharmonie von Qi (Energie/Bewegung) und Blut (Stagnation = Blockade oder Mangel, aber häufig auch Hitze).
Es gibt viele Anwendungsmöglichkeiten für Vitalpflaster im Zusammenhang mit Hautkrankheiten.
In meiner Beratung konnte ich immer feststellen, dass eine langfristige, erfolgreiche Veränderung mit der Umstellung der Körperpflegeprodukte einhergehen muss (→ siehe mein Buch: *SkinWorld – Das Schönheitsprogramm*).

»Schönheit kommt von innen« – aber die Vitalpflaster harmonisieren die inneren Organe von außen!

Die nachfolgenden Spezialanwendungen sollten circa vier Wochen regelmäßig geklebt werden, am besten alle Punkte täglich. Allenfalls (bei aktiver Reaktion) können die Punkte abwechslungsweise geklebt werden. Häufig ist ein längerer Einsatz ist notwendig.

Ich empfehle, die Pflaster möglichst 24 Stunden täglich anzuwenden und sie dann täglich mindestens einmal austauschen. Wenn sie zu schlackig und vollgetränkt sind, dann sollten sie auch zwischendurch ersetzt werden. Sollte die Anwendung tagsüber nicht möglich sein, dann wenden Sie die Pflaster über Nacht an.

Achtung: Der Kleber kann zusätzlich Rötungen hervorrufen. Verwenden Sie in diesem Fall einen in der Apotheke oder Drogerie erhältlichen hypoallergenen Kleber. Oder befestigen Sie die Vitalpflaster-Kräuterpads einfach anders, z. B. mit einer Bandage, einer Socke, einem Physiotape etc. Wichtig ist nur, dass das Kräuterpad fest an der Haut anliegt, damit die Ausleitung und Energieregulierung auch wirken können.

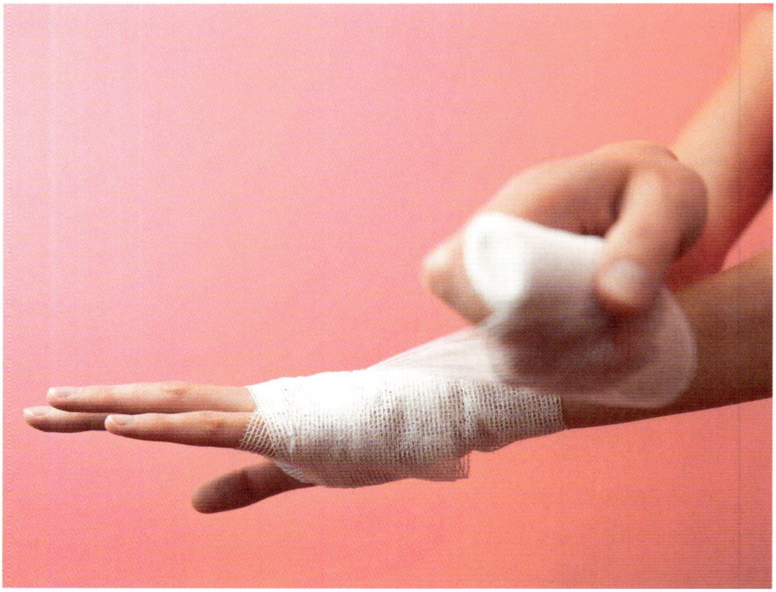

Sie können das Vitalpflaster auch mit Mullbinden fixieren.

Akne

Aus der Sicht der TCM handelt es sich hier um Wind-Hitze in der Lunge oder auch einen Nahrungsstau in Magen und Milz. Dabei gibt es immer einen Hitzeaufstau in der Haut, wodurch die Hautporenöffnung stark beeinträchtigt ist. Leider beschleicht das Thema *Akne* häufig auch Schlacke-Feuchtigkeit.

»Pickel« können gerade junge Menschen emotional sehr belasten!

Therapie: Wind-Hitze beseitigen, Blut aktivieren, Pusteln erweichen, Chong-Mai und Ren-Mai regulieren (das sind zwei Meridiane).

Anwendbare Punkte

- Lg 10: beseitigt Hitze, auch der Lunge und Haut.
- Di 11: reguliert die Zirkulation von Qi und Blut.
- Gb 20: klärt Wind-Hitze im Kopf.
- Bl 13 und Le 3: regulieren Chong-Mai und Ren-Mai, aktivieren Blut und erweichen Pusteln.

Auch bei diesem Krankheitsbild hat sich *Beauty-Tee* bewährt.

Frauenbeschwerden, Menstruation, Klimakterium

Es ist uns hier nicht möglich, die Themen *weiblicher Stoffwechsel, Hormone und weibliche Emotionen* darzustellen. Selbst *C. G. Jung* war nach über 20 Jahren Studium unsicher und konnte dazu keine eindeutigen Antworten geben.
Viel wesentlicher und klarer beschreibt die Naturheilkunde, insbesondere die TCM, das Thema *Frauenheilkunde*.
Hier wird von Emotionen, Winden, Stress, Bluttemperatur, Säften etc. gesprochen. Ich bitte daher einfach, in die Welt der Fantasie einzutreten und sich *kochendes Blut* bei einer Hitzewelle im Klimakterium oder *Kälte im Uterus* bei einer schmerzhaften Verkrampfung während der Menstruation vorzustellen. Blut kann – streng medizinisch – im Körper nicht kochen, und der Uterus ist bei Regelschmerzen eher

überhitzt, aber die Beschreibungen sind vorstellbar und erzeugen ein Gefühl von Verständnis für das, was im Körper gerade geschieht. Wenn wir den Körper emotional verstehen, können wir Blockaden auflösen, Bewegung hineinbringen, kühlen, wärmen, ausleiten, zuführen, auch wenn wir dabei nicht streng medizinisch vorgehen. Aber es hilft, es ist eine Wohltat, es bewirkt einen Zustand von Gesundheit, ein Wohlfühlen. Mehr können wir nicht erreichen.

Klimakteriumsbeschwerden

Aus der Sicht der TCM ist gerade die Zeit der Wechseljahre bildlich gut zu beschreiben.

Die Kraft des Elements Wasser, speziell des Funktionskreises der Nieren, nimmt ab 40 Jahren deutlich ab, sowohl bei Frauen als auch bei Männern. Und dies in der Zeit, in der die Nieren-Grundenergie des Körpers besonders wichtig wäre.

Die TCM hilft speziell, diese Nieren-Yin-Schwäche wieder zu aktivieren und weitere Disharmonien auszubalancieren. Dabei werden vor allem die Energievolumen reguliert und aufgebaut. Das Qi (Energiefluss) wird aktiviert, und Xue (Säfte) wird aufgebaut.

Mit rund 40 Jahren ist der Zenit überschritten. Aber – man kann den Prozess der Alterung verzögern!

Wechseljahre als Herausforderung

In der klassischen chinesischen Medizin wird den klimakterischen Störungen ein absoluter Mangel an Nieren-Yin-Energie zugeschrieben. Heutige Erkenntnisse zeigen aber, dass die Störuungen meistens mit dem Mangel an Bewegung und Dynamik der Säfte (Xue) einhergeht. Die Säfte bestehen vor allem aus Blut, aber auch aus anderen Körperflüssigkeiten. Stockungen im Fluss der Säfte führen zu Stausymptomen (Stasen). Daraus entwickeln sich Hitzewallungen. Hinzu kommen durch die Staus auch Mangelsymptome (Leere nach

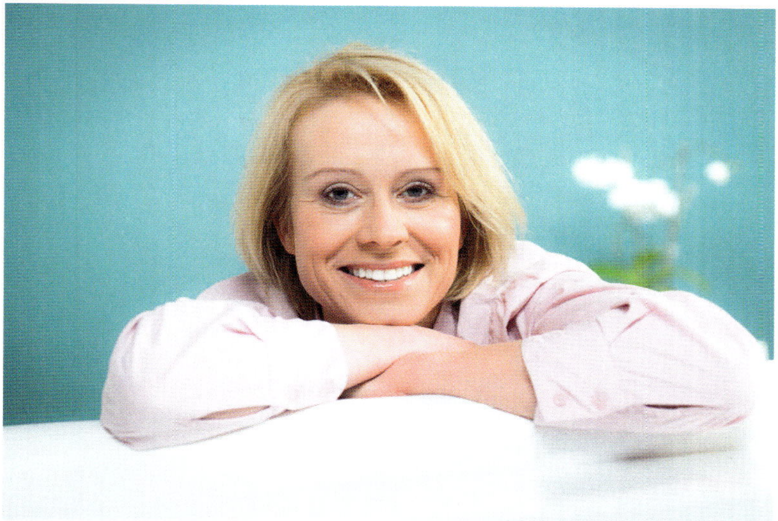

Wechseljahre sind mehr als Schwitzattacken und emotionale Instabilität. Anzeichen des Wandels beginnen ab zirka 35 Jahren mit über 50 Anzeichen des Körpers. So werden z. B. die Haare dünner, die Nägel brechen, die Haut wird faltig, die Zähne werden instabiler, Müdigkeit macht sich breit und vieles mehr.

dem Stau), wie Schlafstörungen oder Taubheitsgefühle. Auch Osteoporose ist ein derartiges Mangelsymptom.
Es ist heute bekannt, dass sich klimakterische Störungen meist mit einer Aktivierung des Säfteflusses beseitigen lassen. Yin-stützende Funktion ist dabei ebenso vorteilhaft wie eine Leber-Qi bewegende Funktion.

Mangel und viel Schlacke!

Ein wesentlicher Grund für die mangelnde Säftedynamik ist in der Verschlackung der Energiekanäle zu suchen. Dafür verantwortlich ist der Funktionskreis Milz-Pankreas (Element Erde). Ist diese verschlackt, z. B. durch zu viel schlackende Nahrung wie Joghurt, Weißbrot, aber auch allgemein kühlende Nahrungsmittel wie Rohkost, Zitrusfrüchte etc., resultiert daraus eine Stase, und das Milz-Feuer kühlt massiv ab. Dabei wird die Nahrung (Gu-Qi = Nahrungsenergie) nicht mehr richtig aufgespaltet und verteilt. Damit beginnt der Kreislauf der Verschlackung. Somit können kaum mehr Säfte produziert werden, und die vorhandenen Säfte (Xue) werden verschlackt.

Das Milzfeuer sowie das Nieren-Yang (Nieren-Feuer) sind jedoch zentral wichtig für die Bewegung der Säfte und somit für den Transport von Kalzium, der für den Einbau in den Knochen benötigt wird.
Eine Lösung basiert einerseits auf ausreichend Bewegung, andererseits darauf, Kräuter für die Regulation der Säfte und des Nieren-Yin zuzuführen. Es sollten allerdings Kräuter aus der Region sein. Dazu empfehlen wir die Teemischung *Lady-Tee*. Und auch dabei machen wir uns die herausragenden Eigenschaften der Vitalpflaster zunutze.

Mit Schwingung, aber auch mit Kräutern können wir unsere Zellspannung stabilisieren oder gar noch aktivieren.

Hormone

Hormontherapien sollte man aus Sicht der TCM nur im äußersten Notfall anwenden, da die Hormontherapie eine verändernde Wirkung auf die Säfte hat, die auf längere Sicht zu ernsthaften gesundheitlichen Problemen führen kann.

Klimakteriumsbeschwerden

Symptome: Es gibt über 70 verschiedene Symptome im Zusammenhang mit Klimakteriumsbeschwerden. Einige davon sind allgemein bekannt, wie z. B. Hitzewallungen, emotionale Instabilität, Müdigkeitserscheinungen, Gedächtnisprobleme. Aber auch viele andere Symptome können in den Wechseljahren auftreten, z. B. graue Haare, Haarausfall, welke Haut, Absenkung des Stoffwechsels, unregelmäßige Verdauung, brüchige Nägel usw.

Folgende Punkte haben sich bei Klimakteriumsbeschwerden bewährt:

- Mi 6: stärkt allgemein das Yin (stärkt und harmonisiert die Milz, nährt Yin und Blut, reguliert Leber und Nieren), aktiviert Qi- und Blutfluss, entfernt Wind-Feuchtigkeit von den Meridianen und Netzgefäßen, beruhigt den Geist (Shen).

- Ni 3, Niere 6: nähren und beruhigen den Geist (Jing-Räuber = Säfte-Räuber).
- Ni 7: hilft bei Nachtschweiß durch Mangel-Hitze (Pflaster deckt damit auch Le 6 = Leber-Qi beruhigend, was eine zusätzliche Besserung bringt).

Nagelpilz (Tinea unguium)

Aus der Sicht der TCM spricht man hier von einer Invasion pathogener Feuchtigkeit. Nach langem Bestehen wandelt sich die Feuchtigkeit in Trockenheit und Hitze, dadurch wird das Blut geschädigt.

Therapie: Hitze klären, Wind beseitigen, Yin ernähren, Trockenheit befeuchten. Hier hat sich der in Asien bekannte Bambusessig (Bambusextrakt) sehr bewährt.

- Ni 1: Fußmitte, wird schon bei einer Grundkur angewendet. Wichtig ist dabei: die Hitze klären, nährt das Yin und befeuchtet Trockenheit.
- Pe 8 und Pe 5: klären Hitze.
- Ma 36: bei gleichzeitiger Übelkeit und Appetitlosigkeit.

Die asiatische Medizin sieht Neurodermitis als Ventil des Körpers für eine unausgeglichene Emotion! Sie ist keine körperliche Krankheit!

Neurodermitis

Aus Sicht der TCM ist Neurodermitis eine emotionale Unausgeglichenheit und eine Invasion (Eindringen) pathogener Faktoren (äußere Einflüsse). Bei lang anhaltender Krankheit spricht man zudem von Blutmangel.

Therapie: Regulation der Wind-Hitze-Pathologie (die Basis von Neurodermitis).

Anwendbare Punkte

- Lg 14, Di 11: die beiden Punkte klären die krank machenden Faktoren.

- Mi6: verbessert die Qi-Zirkulation.
- Bl40: kühlt das Blut, bei lang anhaltender Neurodermitis.

Achtung: Auf der nichtdominanten Seite anwenden, d. h., Rechtshänder auf der linken Seite, Linkshänder auf der rechten Seite kleben.

- Lg 10: kühlt Hitze, bei heißen Ausschlägen.
- Le 3: rechter Fuß, beseitigt den Juckreiz.

Bei diesem Krankheitsbild hat sich die Rezeptur *Beauty-Tee* gut bewährt.

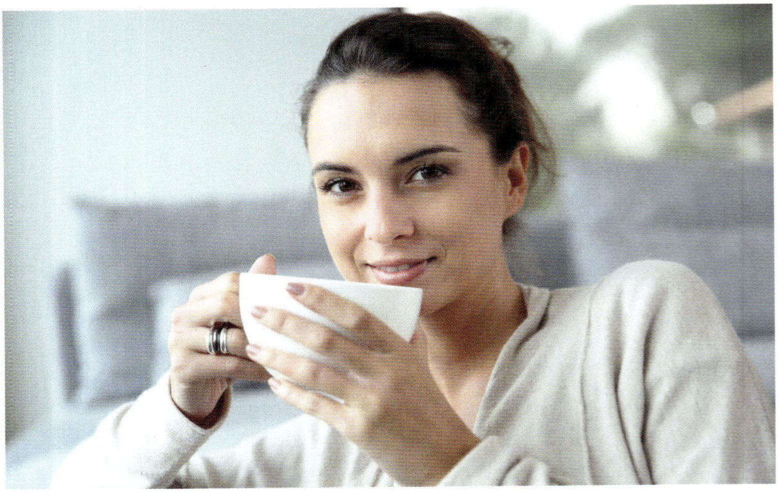

Beauty-Tee ist für die Schönheit von innen.

Prämenstruelles Syndrom, Regel

Der Uterus einer Frau ist den Nieren im Funktionskreis Wasser (Nieren-Blase) zugeordnet. Er unterstützt dieses System der Weisheit, Zurückgezogenheit, aber er schürt auch das Thema Angst. So erklärt die TCM die Probleme des weiblichen Geschlechts in Bezug auf Regelschmerzen, Kältezustände, emotionale Instabilitäten. Wir zählen dabei die *prämenstruellen Syndrome* (Dysmenorrhoe = gestörte, schmerzhafte Mens) zu folgenden Themen:

Fülle = Spannung, Krampf, Brennen

Mangel = Dumpf ziehender Unterbauch, lang anhaltend, Rückenschmerzen

Um Ihr eigenes Problem zu erörtern, lesen Sie alle *Symptome* kurz durch und entscheiden dann, welches Problem für Sie zutrifft. Danach beginnen Sie mit der Pflasteranwendung.

Fülle

Häufiges Symptom: Fülle

Symptome: Ziehendes Spannungsgefühl im Unterbauch, ein bis zwei Tage vor der Mens beginnend, besser nach Klumpenausscheidung, schlechter durch Druck auf den Unterbauch.

PMS-Symptome in Form von Schmerz und Unwohlsein sind sehr unterschiedlicher Natur – man muss sie unterscheiden!

Ursache: Emotionaler Stress, Spirale, Pille, Fehlgeburten, Geschlechtsverkehr während der Menstruation.

Therapie: Qi regulieren, Blut aktivieren, Schmerzen beseitigen.

Punkte für das Kleben der Vitalpflaster während dieser Phase (Punkte → siehe beiliegendes Poster):

- Le 3: bewegt das Qi und das Blut, gut bei krampfartigen Beschwerden.
- Mi 8, Mi 9, Le 8: ein Pflaster für alle drei Punkte, reguliert die Blutzirkulation und das Uterusblut, beseitigt Schmerzen, reguliert das Leber-Qi.
- Kg 3,4,6: ein Pflaster, direkt unter dem Bauchnabel, reguliert Qi im Konzeptionsgefäß, speziell im Unterbauch.

Häufiges Symptom: Kälte im Uterus

Symptome: Krampfartiger Schmerz, mehr im Unterbauch zentralisiert, vor und während der Mens. Besserung wird durch Wärme erzielt, schlechter wird es durch Druck auf den Unterbauch.

Ursache: Kälteinvasion während der Mens, Feuchteinvasion durch kalte, rohe und schleimbildende Nahrung (Rohkost, Südfrüchte, Tiefkühlkost, Eiscreme, Sojaprodukte).

Therapie: Uterus erwärmen, Kälte und eventuell Feuchtigkeit vertreiben, Blut bewegen.

Punkte für das Kleben der Vitalpflaster während dieser Phase (Punkte → siehe beiliegendes Poster):

- Kg 4, Kg 6: bewegt Qi, vertreibt Kälte vom Unterbauch, wärmt den Uterus.
- Ma 29: bewegt das Blut, gut bei dunklem, klumpigem Blut.
- Mi 6: beendet Schmerz, bewegt das Blut.

Häufiges Symptom: Feuchte Hitze im Uterus

Symptome: Brennen und Spannung im Unterbauch, vor und während der Mens; besser durch Kälte.

Häufig ist Wärme angenehm. Dies zeigt, dass zu viel Kälte im Unterleib besteht!

Ursache: Feuchte Hitzeinvasion oder fettige, scharf gewürzte Speisen und Alkohol.

Therapie: Hitze klären, Feuchtigkeit vertreiben, Schmerz beseitigen.

Punkte für das Kleben der Vitalpflaster während dieser Phase (Punkte → siehe beiliegendes Poster):

- Kg 3 und Ma 28: vertreiben Feuchtigkeit aus dem unteren Erwärmer und Uterus.
- Bl 22: fördert die Flüssigkeitstransformation, entfernt Feuchtigkeit aus dem unteren Erwärmer.
- Mi 6: bewegt das Blut, beseitigt Schmerzen.

Mangel

Häufiges Symptom: Qi- und Blutmangel

Symptome: Dumpf oder ziehender Schmerz im Unterbauch während und nach der Blutbildung, besser durch Druck auf den Unterbauch.

Ursache: Häufig viele Ursachen, die von Typ zu Typ unterschiedlich sind.

Therapie: Qi und Milz stärken, Blut ernähren, Schmerzen beseitigen.

Punkte für das Kleben der Vitalpflaster während dieser Phase (Punkte → siehe beiliegendes Poster):

- Mi 6 und Ma 36: stärken Qi und Milz, nähren das Blut.
- Kg 6: stärkt und bewegt das Qi im Unterbauch.
- Mi 8: beseitigt den Schmerz.

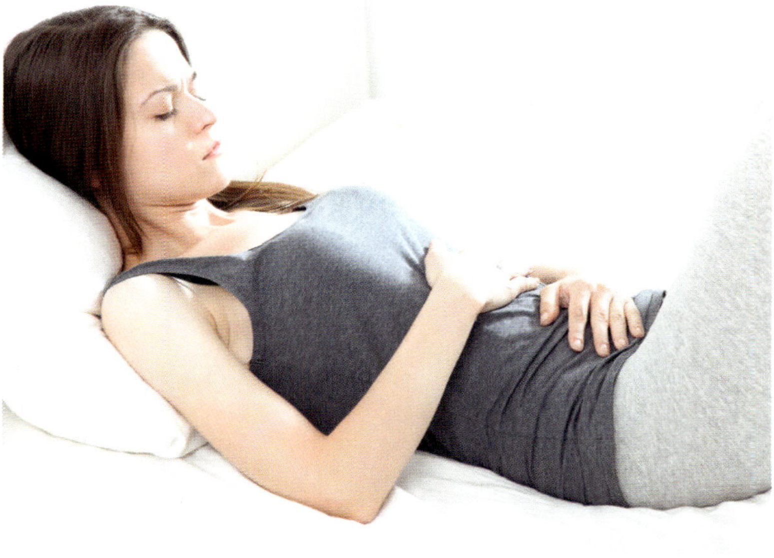

Es ist nicht normal, dass die Menstruation schmerzt.

Häufiges Symptom: Mangel-Kälte im Uterus, oft Nieren-Yang-Mangel

Symptome: Regelschmerz lang anhaltend im Unterbauch, besser durch Druck und Wärme.

Ursache: Meist sehr viele Ursachen, die hier nicht alle beschrieben werden können, zumal sie von Typ zu Typ unterschiedlich sind.

Therapie: Mitte wärmen, Yang und Qi stärken.

Punkte für das Kleben der Vitalpflaster während dieser Phase (Punkte → siehe beiliegendes Poster):

- Kg 4 und Kg 6: stärken und erwärmen Yang.
- Ma 36: stärkt Qi und beseitigt Kälte.
- Mi 8: beendet Menstruationsschmerzen.

Häufiges Symptom: Leber- und Nieren-Yin-Mangel

Symptome: Regelschmerz im Unterbauch, Rückenschmerzen, besser durch Druck auf Unterbauch/Rücken.

Ursache: Meistens sind es sehr viele Ursachen, die dabei eine Rolle spielen, die wir in diesem Zusammenhang und auf die Kürze nicht alle beschreiben können, zumal sie auch noch von Typ zu Typ unterschiedlich sind.

Therapie: Leber und Nieren regulieren und stärken.

Punkte für das Kleben der Vitalpflaster während dieser Phase (Punkte → siehe beiliegendes Poster):

- Kg 4: nährt das Yin, stärkt Nieren und Uterus.
- Bl 23: stärkt Leber und Nieren.
- Ni 3 und Mi 6: nähren Nieren und Leber-Yin, regulieren das Blut.
- Ma 36: stärkt Qi und Blut.
- Speziell Ni 3: ist gut bei Schwindel und Tinnitus.

Unter dem Bauchnabel und an der Fußknöchel-Innenseite sind die zwei wichtigsten Zonen für die Behebung der PMS-Syndrome.

Über alle Symptome hinweg fallen folgende immer wiederkehrende Punkte auf:

- Kg 4, Kg 6: ein Pflaster direkt unter dem Bauchnabel.
- Mi 8: vor allem bei akutem Schmerz.

Unschlüssig? So passt es immer!

Sollten Sie sich auf Grund der Symptome nicht schlüssig sein, welche Anwendung für Sie hilfreich sein könnte, empfehle ich Ihnen, diese drei Pflaster auf den vier Punkten zu kleben. Diese Kombination ist immer richtig.

Psoriasis (Schuppenflechte)

Aus Sicht der TCM liegt hierbei eine Invasion der Haut durch pathogenen Wind und krank machende Feuchtigkeit vor. Dies führt zu innerer Hitze, Blut-Hitze, Blut-Trockenheit und Blut-Stagnation.

Therapie: Hitze klären, Feuchtigkeit auflösen, Wind zerstreuen.

Anwendbare Punkte

- Di 11: Punkt der 1.000 Insektenstiche, wirkt regulierend auf den Fluss von Qi und Blut und klärt Hitze.
- Gb 20: beruhigt die Meridiane, klärt Hitze, zerstreut Wind, vermindert Juckreiz.
- Bl 17: aktiviert Blut, beseitigt Wind und Juckreiz.
- Ma 9: reguliert den Fluss von Qi und Blut, vermindert Juckreiz.
- Le 3: beseitigt Juckreiz.

Bei diesem Krankheitsbild hat sich die Rezeptur *Beauty-Tee* bewährt.

Schlacke-Feuchtigkeit und unreine Haut

Aus der Sicht der TCM ist die Haut das Spiegelbild der Lunge und des Darmes. Wichtig ist dabei, Feuchtigkeit, Schleim und Schlacke aus den zwei Organen auszuleiten. Dies geschieht durch zwei Akupunkturpunkte.

- Kg 12 finden wir zwischen Nabel und Schwertfortsatz (Solarplexus).
- Le 13 finden wir am Ende der elften Rippe. Bei angewinkeltem Ellbogen (Spitze), finden wir ihn seitlich der Taille. Es reicht, auf einer Seite zu kleben, vorzugsweise auf der rechten Seite (das ist die Leberseite).

Hautunreinheiten haben meistens mit Einlagerungen zu tun!

Diese Anwendung sollte mindestens 30 Tage/Nächte dauern (das entspricht einem Haut-Regenerations-Zyklus). Häufig sind sogar längere Anwendungszeiten notwendig.

Zoster (Gürtelrose)

Aus der Sicht der TCM handelt es sich hier um loderndes Leber-Feuer und feuchte Hitze in der Haut durch Milz- und Magen-Mangel. Dadurch entsteht ein geschwächtes Immunsystem.

Therapie: Leber beruhigen, Hitze klären.

Anwendbare Punkte

- Lg 10: nimmt Hitze von der Haut.
- 3e6, Le 2 und Le 3 sowie Gb 41: dämmen das Feuer in den Leber-/Gallenblasenmeridianen, regulieren den Qi-Fluss und hemmen Schmerzen.

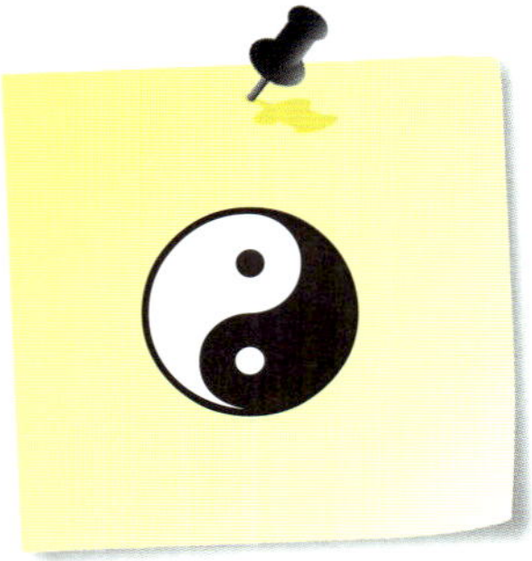

Yin und Yang

- Yin ist das Passive, Ruhige, Besinnliche, die Leere, das Innen, die Kälte, das Weibliche
- Yang ist das Aktive, Lebendige, das Extrovertierte, die Fülle, das Außen, die Hitze, das Männliche

Welcher Typ sind Sie? Mehr Yin oder mehr Yang?

Jeder Mensch hat sowohl Yin als auch Yang in sich. Einer mehr von dem und weniger vom anderen. Das ist ganz unterschiedlich. Deswegen wird Yin und Yang auch noch in verschiedene Kategorien eingeteilt. Die *Traditionelle Chinesische Medizin* spricht von den *Fünf Elementen*.

Viele Menschen sind aber deutlich stärker im Yin oder generell im Yang zu Hause. Diesen Missstand sollte man ändern. Mit den Vitalpflastern kann man diesen Zustand wirklich außergewöhnlich gut korrigieren. Wir unterscheiden also diese zwei Typen.

Dazu dienen die zwei folgenden Standardanwendungen, die in jedem Fall zum Erfolg führen:

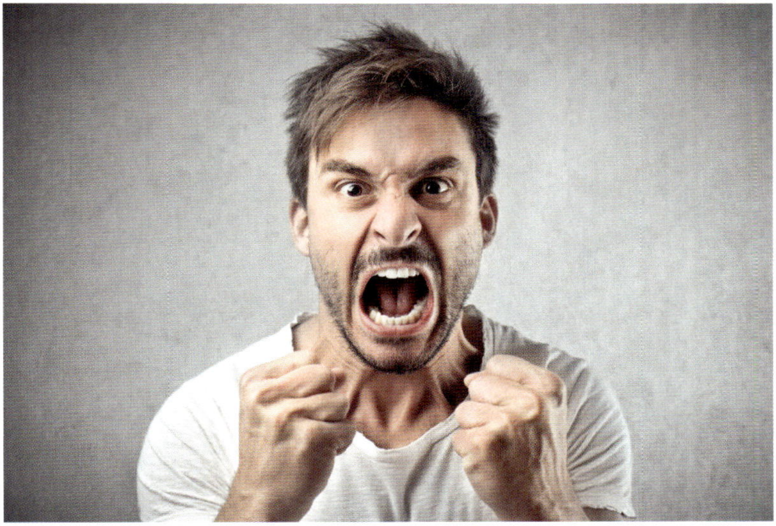

Dieser Herr hat offensichtlich zu viel Yang.

Yang-Typ oder Yang-Zustand bedeutet, dass der Typ Mensch eine Yang-Phase durchlebt. Yang bedeutet aktiv, angespannt, gereizt, heiß, nach oben orientiert. Die daraus folgenden Probleme sind häufig Bluthochdruck, Herzprobleme, Reizblase, Reizhusten, Muskel- und Sehnenbeschwerden, Hyperaktivität bis hin zum Burn-out, Potenzprobleme, stechende Schmerzen, Tinnitus aurium.

Es ist leicht vorstellbar (bildlich), dass auch die Leber, die für die Entgiftung zuständig ist (körperlich und mental), einfach überlastet ist und dadurch ein Stau entsteht. Sie reagiert mit Überdruck – das Ventil sind Störungen und Krankheiten.

Yang-Typen sind häufig Manager. Sie sind in ihrer Arbeit sehr aktiv, häufig auch hektisch. Yang-Menschen sind klassische Burn-out-Patienten, deren Energiesystem den Belastungen einfach nicht mehr Stand halten konnte.

Die nachfolgenden zwei Akupunkturpunkte sollten täglich über einige Zeit konsequent geklebt werden. Am besten eignet sich dafür die Nacht (Leber/Gallenblase- und Lunge/Dickdarm-Zeiten). Geklebt wird **nur** auf der rechten Seite, da die Leber und die Gallenblase sich ja auch im Körper rechts befinden. Gleichzeitig kann man (nicht zwingend) auf den beiden Fußsohlen eine Standard-Kur-Anwendung durchführen. Das ist nicht störend, sondern sogar angenehm.

Die Anwendungszeit sollte ein bis drei Wochen betragen. Und sie sollte regelmäßig wiederholt werden. Eine Reaktion ist schon nach kurzer Zeit zu erwarten (zwei bis drei Anwendungen).

Gerade Yang-Menschen reagieren oft sehr schnell und spontan auf die Pflaster und sind deshalb meistens sehr verwundert über die schnelle Wirkung.

Das Resultat ist in der Regel ein besserer Schlaf, mehr Ausgeglichenheit, insgesamt mehr Ruhe, der Tinnitus verschwindet in der Regel.

Die Anwendung muss meistens mehrmals wiederholt werden (alle paar Monate für meistens dann nur noch eine Woche). Im Normalfall spürt der Betroffene instinktiv, wie oft er die Anwendung wiederholen muss.

Akupunkturpunkte zum Kleben

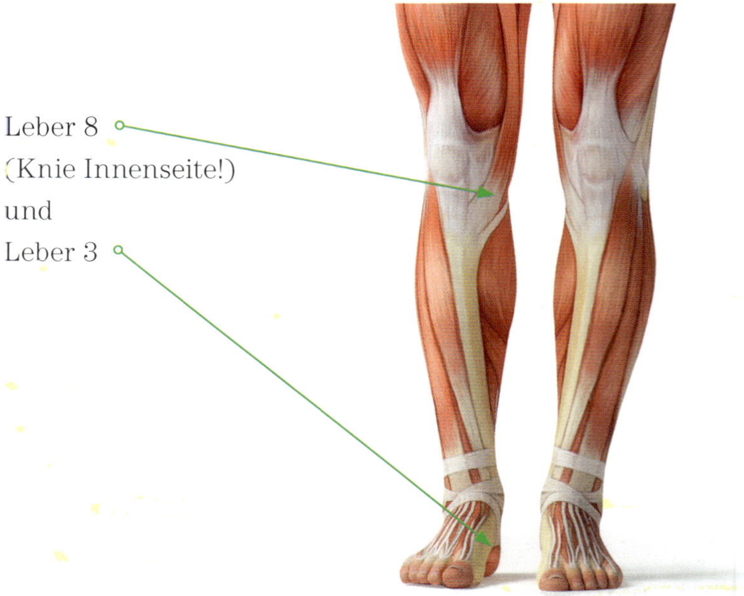

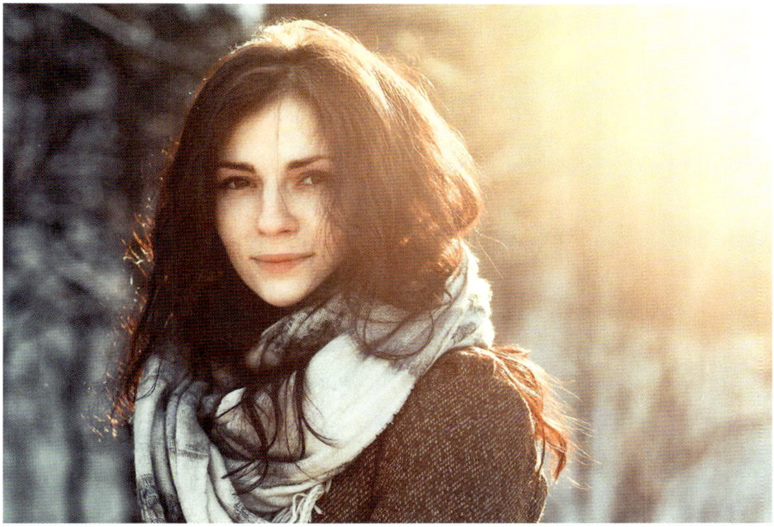

Yin geprägte Menschen sind zurückhaltend und eher empfindlich.

Yin-Typen leiden häufig unter Kälte und Antriebslosigkeit. Sie sind eher zurückhaltend, manchmal sogar depressiv und schwächlich. Typische Schwächen des Yin-Typen sind Kälte, Blasenprobleme, Angstzustände, Sorgen/Grübeln. Yin-Typen sind häufig schwarz gekleidet; sie reagieren empfindlich auf Durchzug und Kälte. Ihre Haut ist häufig blass und dünn. Um dem Yin-Typen wieder zu mehr Aktivität, Dynamik, Wärme und Mut zu verhelfen, wird die Mitte des Energiezentrums im *Sandwich* geklebt. Dadurch wird das Element Erde (Magen/Milz) aktiviert, und das Qi (Energie) kann vermehrt gewonnen werden.

Die Anwendung beim Yin-Menschen dauert häufig etwas länger, da sein Grundtypus eher langsam ist. Auch wird er nicht so schnell eine gravierende Veränderung spüren. Dafür ist sie, wenn sie dann eintrifft, nachhaltiger und stabiler als beim Yang-Typ. Eine regelmäßige Wiederholung ist häufig nicht nötig und wenn, dann meist erst nach sechs bis zwölf Monaten. Die Anwendung sollte mindestens über drei Wochen erfolgen. Kombiniert mit der Anwendung auf den Fußsohlen ist sie noch effektiver.

Die Aktivierung des MinMengs bringt Dynamik, Kraft und Wärme. Es ist das *Tor der Vitalität.*

Anwendungszeit ist tagsüber. Wichtig ist die Zeit für Nieren/Blase und Magen/Milz, also von der Früh ab etwa 7:00 Uhr bis abends (19:00 Uhr). Man kann aber auch 24 Stunden kleben.

Akupunkturpunkte zum Kleben

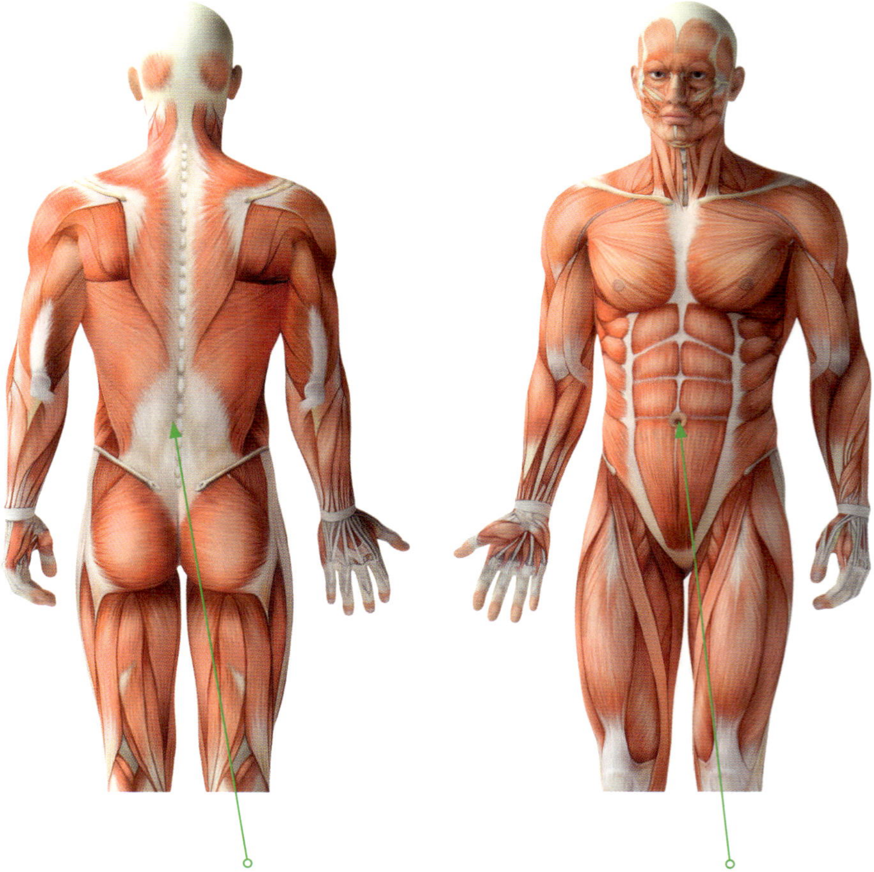

Lenkergefäß 4 (DuMai4) (direkt gegenüber Bauchnabel, Höhe Taille)

und Konzeptionsgefäß 8 (RenMai 8) (auf dem Bauchnabel)

Anwendung bei verschiedenen Schmerzzuständen

Angina

Ich hatte die Pflaster in die USA in den Urlaub mitgenommen. Dort angekommen, stellte ich fest, dass meine Nichte, 17 Jahre, eine ausgewachsene Streptokokken-Angina hatte. Ihre Mutter lehnte einen Arztbesuch ab, weil ihr klar war, dass hier nur Antibiotika helfen würden, und das wollte sie auf keinen Fall (auch nach pflichtgemäßer Aufklärung nicht). Das Wichtigste in der sofortigen Behandlung waren die Pflaster am Arm Lunge-7/9. Die halfen sofort spürbar. Meine Nichte konnte wieder ohne Probleme schlucken. Wir klebten durchgehend, da die Erkrankung sehr massiv war. Wir haben an einem Sonntag begonnen, und am Mittwoch konnte sie bereits wieder die Schule besuchen. Der Hals war sauber, er wies keine weißen Stipper mehr auf, und sie fühlte sich auch insgesamt gut.
Angela K., Deutschland

Schmerzbeseitigung ist die häufigste Rückmeldung, die wir erhalten. Hier einige Beispiele von Betroffenen.

Bewegungsschmerzen Schulter

Sehr geehrte Damen und Herren,
seit Juli 2012 habe ich starke Schmerzen unter dem rechten Schulterblatt. Ich war dadurch in meinen Bewegungen stark eingeschränkt, was für meinen täglichen Arbeitsablauf sehr hinderlich war. Ich habe zur Schmerzbehandlung verschiedene Salben, Wärmepackungen und Massagen ausprobiert, doch half dies alles nicht.
Vor Kurzem waren wir in der Schweiz. Ich wurde von meiner Tochter, einer Heilpraktikerin, behandelt, und zwar mit Akupunktur und anschließend mit dem Vitalpflaster. Ich kann es kaum glauben, welcher Erfolg sich nach einmaliger Anwendung des Pflasters einstellte. Der Schmerz ist weg, und ich kann den rechten Arm wieder ohne Schmerzen bewegen. Ich

bin 74 Jahre alt und freue mich über den schnellen und deutlichen Erfolg, sodass ich andere Körperstellen auch noch behandeln möchte, z. B. Rücken, Hüfte und Füße.
Susanne T., Deutschland

Blasenentzündung

Letztes Jahr bekam ich an einem Wochenende eine Blasenentzündung. Da ich keinen Notarzt kommen lassen wollte, klebte ich mir ein paarmal auf der Stelle, wie im Buch angegeben, ein Pflaster auf. Das hat mich vor den brennenden Schmerzen beim Wasserlassen bewahrt. Es war eine Wohltat, da ich genau wusste, was sonst auf mich zugekommen wäre. Ich habe sonst keine andere Behandlung vorgenommen, und Anfang der Woche war dann die Blasenentzündung wieder so schnell weg, wie sie gekommen war.
Marie H., Österreich

Kälte-Blockaden sind häufige Ursachen von lang anhaltenden Schmerz- und Unwohlseinszuständen.

Ich hatte etwa eine Woche lang Probleme mit der Blase, kurz: eine leichte Blasenentzündung. Zunächst wollte ich sie mit Tees behandeln, weil ich keine Pflaster mehr hatte. Als ich wieder welche hatte, klebte ich sie sofort auf NI 3. Bereits nach einer Stunde konnte ich wieder normal die Toilette aufsuchen, entspannt und vor allem ohne Schmerzen. Das Pflaster wies keine großartigen Rückstände auf, was ja nicht heißen will, dass es nicht geholfen habe. Der Gang zum Arzt war dadurch jedenfalls nicht akut notwendig.
Theresia F., Deuschland

Blutgerinnsel

Nach einem Unfall wurde bei unserem Sohn (30) im Kopf ein Blutgerinnsel (drei mal zwei cm groß) festgestellt. Die Ärzte sahen es ziemlich dramatisch und wollten sofort operieren (auch Medikamente wurden verschrieben). Oliver wollte sich

aber nicht operieren lassen und schon gar keine Medikamente einnehmen. Er begann daher als Alternative sofort vier Wochen lang Vitalpflaster auf die Zehen zu kleben. Nach zwei Wochen war das Blutgerinnsel nur noch halb so groß, und nach weiteren zwei Wochen war es völlig verschwunden.
Annemarie S., Österreich

Daumen eingeklemmt

Schwellung

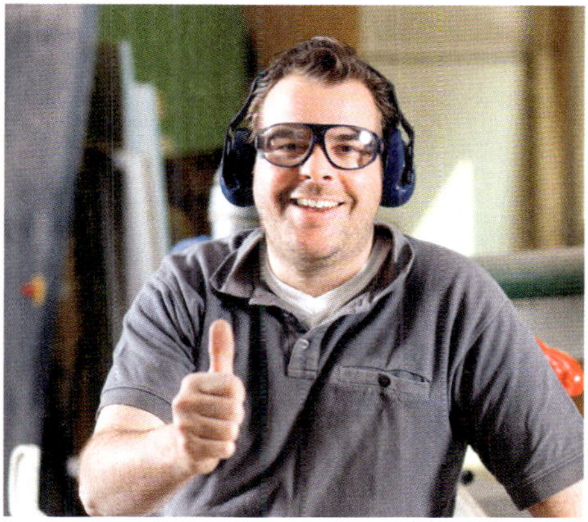

Ich habe mit einem Holzspaltgerät Holz gespalten und habe nicht aufgepasst. Ich hatte übersehen, dass sich das Holz zu Beginn der Spaltung öffnet und sich oben wieder schließt, wenn das Holz fast gespalten ist. Ich hatte den Daumen bereits im Spalt, als sich dieser wieder schloss, mir also den Daumen eingeklemmt. Normalerweise schmerzt eine solche Verletzung ungemein, und auch der Nagel löst sich häufig bei einer solchen Verletzung ab. Ich habe sofort ein Vitalpflaster auf die Verletzung geklebt und konnte weiterarbeiten. Der Schmerz ließ sofort nach, und ich wechselte an diesem Tag das Pflaster dreimal. Die Pflaster waren immer völlig durchnässt, und auch der Daumen war sehr heiß. Aber wie gesagt, ohne Schmerzentwicklung. Der Nagel hielt, und der Daumen wurde nicht einmal blau.
Alfred W., Österreich

Sofern keine offenen Wunden vorhanden sind, klebt man die Pflaster bei Verletzungen so schnell wie möglich auf die betroffene Stelle!

Erkältungen

Fieber, Hals, Kopf, Nase

Unsere Putzfrau hatte an einem Abend 39,9 °C Fieber, Schüttelfrost und eine laufende Nase. Es ging ihr wirklich sehr schlecht. Ich habe ihr meine drei letzten Pflaster gegeben. Zweimal Füße und einmal LU-9 (Akupunkturpunkt). Am

nächsten Morgen war sie wieder auf den Beinen. Von Schnupfen, Fieber und Schüttelfrost keine Spur mehr. Sie sagte, dass sie schon lang nicht mehr so gut und ruhig geschlafen habe.
Georg D., Schweiz

Vor einigen Wochen hatte es mich ziemlich stark erwischt: Halsschmerzen hinter dem Kehlkopf, Kopfschmerzen, die Nase war zu (die Stirnhöhlen blockiert; ich fühlte mich wie benommen). Ich klebte mir ein Pflaster auf den Hals (Kehlkopf), je eines an die Hand Lu-7/9 und auf die Füße (Zehen, Fußballen).

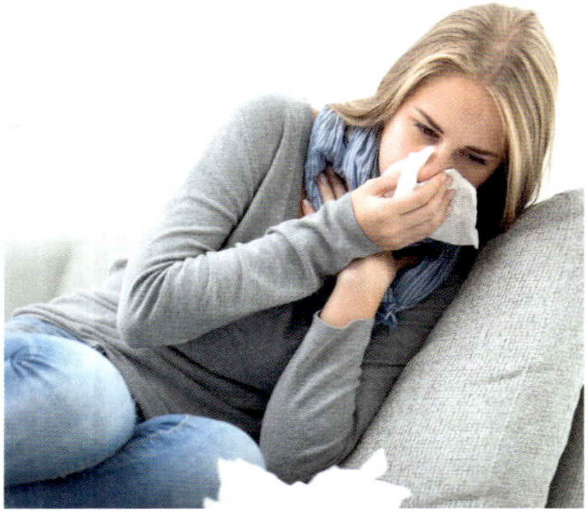

Fünffach beklebt setzte ich mich ins Wohnzimmer, da ich dachte, ich könnte im Sitzen besser schlafen. Bereits nach einer Stunde bemerkte ich, dass sich in Stirn und Nebenhöhlen etwas bewegte. Ich war unglaublich erleichtert, dass ich wenigstens wieder über eine Seite der Nase frei atmen konnte. Die Halsschmerzen hatten sich ebenfalls stark gebessert. Am nächsten Tag hütete ich das Bett, trank Vitona-Tee und klebte weiter die Pflaster. So lösten sich die Blockaden auf (ich hatte ein großes Bedürfnis zu schnäuzen). Tags darauf war ich wieder guter Dinge, ohne jeglichen Druck im Kopf. Das Schlimmste hatte ich also innerhalb von etwa 36 Stunden überstanden.
Marianne W., Schweiz

Fußreflexzonen

Schweiß

Ich habe die Pflaster immer regelmäßig zwei Wochen lang bei abnehmendem Mond (unterstützt die Entgiftung) aufgeklebt.

Schon von der ersten Anwendung an schmerzten mich am Morgen die Reflexzonen an den Füßen weniger als früher. Nach den ersten zwei Wochen verwendete ich die Pflaster nur noch einmal pro Woche, und dies zwei Wochen lang. Dann gönnte ich mir erneut eine zweiwöchige Intensivkur wie in den ersten 14 Tagen. Seither schmerzen mich die Fußreflexzonen nicht mehr, und ich verwende die Pflaster nur noch, wenn ich das Bedürfnis danach habe. Gleichzeitig lernte mein Körper wieder, bei Anstrengung zu schwitzen, und der Schweiß riecht nicht mehr so stark. Dies stellt für mich eine große Entlastung und einen deutlichen Gewinn meiner Lebensqualität dar. Ich bin in der Krankenpflege tätig und muss daher anderen Menschen manchmal körperlich recht nahe kommen. In der Freizeit treibe ich gern Sport, und zwar sowohl mit meinen Kindern als auch allein, gewissermaßen als Ausgleich.

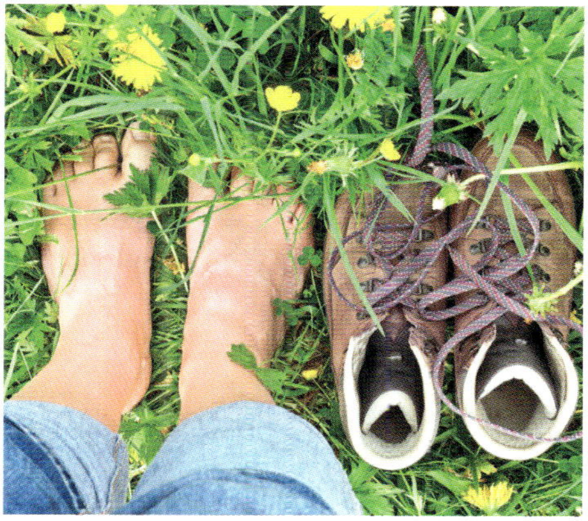

Astrid A., Schweiz

Fußschweiß

Geruch

Mein Sohn, 24 Jahre, hatte seit längerer Zeit starke Schweißfüße und manchmal auch einen intensiven Körpergeruch. Ich empfahl ihm, die Pflaster auf die Füße zu kleben, was er auch tat. Schon nach der ersten Packung bemerkte er, dass die Schweißfüße und der Körpergeruch verschwunden waren.
Erika R., Schweiz

Ganglion (Überbein), Schmerzen

Maria., eine begeisterte und experimentierfreudige Klientin, erzählte mir, dass sie ein Ganglion (Überbein) am Fußgelenk

erfolgreich durch das Bekleben mit den Vitalpflastern auflösen konnte. Ihr Arzt wollte ihr das Ganglion chirurgisch entfernen, nachdem sie das Ganglion beim Schuhetragen sehr gestört und es immer häufiger auch Schmerzen verursacht hatte. Sie wollte es aber, bevor sie sich operieren ließ, zuerst mit dem Bekleben der Pflaster versuchen. Diese waren nach der Anwendung jeweils vollgesogen, und sie berichtete hocherfreut, das Problem erfolgreich ohne Eingriff gelöst zu haben.
Maria Z., Schweiz

Gastritis

Ständiger Stress in der Arbeit schlägt mir auf den Magen. Die Diagnose des Arztes: Gastritis. Ich klebe dann immer Ma 36 und *Dawos*. Die Pflaster sind pechschwarz, und die Beschwerden rasch verschwunden.
Meinrad M., Österreich

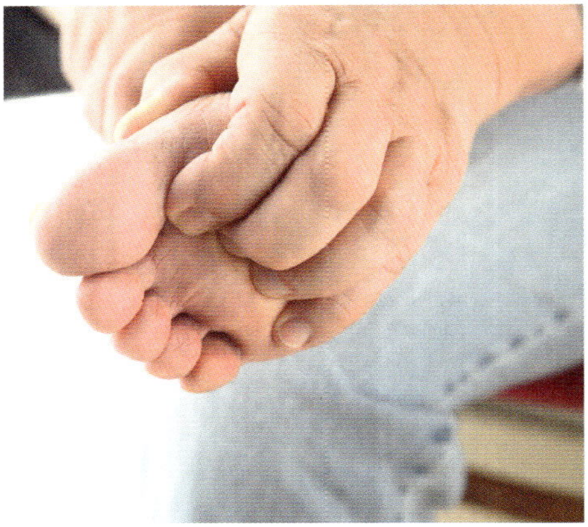

Gicht

Bulimie, Ablagerungen, Gelenkschmerzen

Ich habe kurz vor meinem 15. Geburtstag begonnen, Essen in mich hineinzustopfen und dann wieder zu erbrechen (Bulimie). Deswegen habe ich ein schwaches Qi (also eher Kälte). Mein Stoffwechsel ist ziemlich lahm. Es gab Zeiten, da hatte ich in den Fingern starke Gichtschübe. Vor rund zwei Jahren habe ich zum ersten Mal Vitalpflaster benutzt. Diese habe ich bei einem Gichtschub über vier Finger, Daumenballen, Handinnenfläche, Zehen und die Fußmitte geklebt (immer nach Gefühl). Die Schmerzen und das Gefühl, meine Finger nicht abbiegen zu können, sind über Nacht verschwunden. Mittlerweile hat sich mein Essverhalten

sehr gebessert, ab und zu klebe ich aber dennoch ein Vitalpflaster über die Finger. Meine Finger sind in diesen zwei Jahren sehr fein geworden (sowohl vom Gefühl her als auch real).
Pia D., Schweiz

Hautausschlag

Frau G. litt an Übergewicht, Erschöpfung, Atemproblemen und Brustschmerzen beim Heuen. Sie nahm vom Arzt verordnete Antibiotika (gegen Borrelien). Durch die Antibiotika bekam sie einen Hautausschlag.
Der Arzt mahnte dazu, das Gewicht zu reduzieren. Ich empfahl der Frau erst einmal eine 30-tägige Pflasterkur und einen Tee zur Unterstützung. Der Ausschlag bildete sich innerhalb kürzester Zeit zurück, und sie meldete begeistert eine Zunahme ihrer Energie. Nach 30 Tagen befragt, bestätigte sie, dass sie eine bessere Atmung habe und dass ihre Schmerzen in der Brust weg waren. Sie wird die Kur daher noch weiterführen.
Hanna G., Schweiz

Vitalpflaster sollten am besten präventiv eingesetzt werden, gerade bei zu erwartenden Schmerzen. Knieschmerzen beim Skifahren zum Beispiel müssen nicht sein!

Herzrhythmusstörungen

Frau R. rief mich in Panik abends um 21:00 Uhr wegen ihrer Herzrhytmusstörungen an, die, wie sie sagte, nun schon über Stunden anhielten. Ich bat sie zuerst einmal, ruhiger und langsamer zu sprechen, auf ihren Atem zu achten und dann ein Vitalpflaster zu nehmen (sie hat immer eine Packung zu Hause). Ich riet ihr, die He-Punkte 5 und 6 am Handgelenk zu bekleben (Herzrhythmusstörungen 5 und Rastlosigkeit, Angst und Unruhezustand 6).
Während ich sie ruhig von ihrem Tagesablauf erzählen ließ, stellte sie nach gefühlten zehn Minuten fest, dass sich ihr Herz beruhigt hatte und sie es nicht mehr bis zum Hals schlagen hörte/fühlte.
Rita R., Schweiz

Hüftschmerzen

Lina K., 68 Jahre, hatte plötzliche Hüftschmerzen. Kein Medikament half, und siehe da, mit den Pflastern beruhigte sich die Situation. Sie war zunächst sehr kritisch gegenüber den Pflastern. Nun ist sie überzeugt von ihnen. Vor Festtagen kauft sie immer 20 Pflaster auf Reserve.

Lina K., Schweiz

Kalkschulter

Schmerzen

Ich brauche die Pflaster für meine Kalkschulter, je nach Schmerzschub über Nacht oder für meine schmerzenden Fingergelenke. Morgens sind die Pflaster dann immer schwarz, und ich kann wieder arbeiten.

Christian M., Schweiz

Kleinkind

Immunsystem, Krankheit

Mein eineinhalb Jahre altes Kind hatte Fieber, Ausschläge und starken Juckreiz rund um den Mund, an den Händen und Füßchen. Es schien sich um eine Kinderkrankheit zu handeln. Innerhalb 48 Stunden klangen die Beschwerden ab, und der Ausschlag verkrustete sich, sodass sich das Kind schon nach 24 Stunden kratzen musste und nicht mehr weinte.

Karin B., Schweiz

»Die Schmerzen waren bereits nach zweimal Kleben verschwunden.«

Knie

Hüfte, Arthrose, Knieschmerzen

Eine junge Frau, 25 Jahre, kam wegen ihrer Kniebeschwerden und einer verschleppten Borreliose, die sich immer im Knie bemerkbar machten, zur Behandlung. Das Knie wurde mit Pflaster rechts und links beklebt.

Alina K., Deutschland

Beschwerden: Geschwollenes Knie mit starken Schmerzen beim Belasten; eingesetztes Produkt: Vitalpflaster; Anwendung: fünf Tage, Vitalpflaster links und rechts am betroffenen Knie aufgeklebt. Resultat: Die Schwellung heilte ab, die Schmerzen waren anfangs stärker, nach der ersten Nacht ließen die Schmerzen nach. Nach der Behandlung war die Schwellung verschwunden, und die Patientin hatte keine Schmerzen mehr.
Sonja B., Deutschland

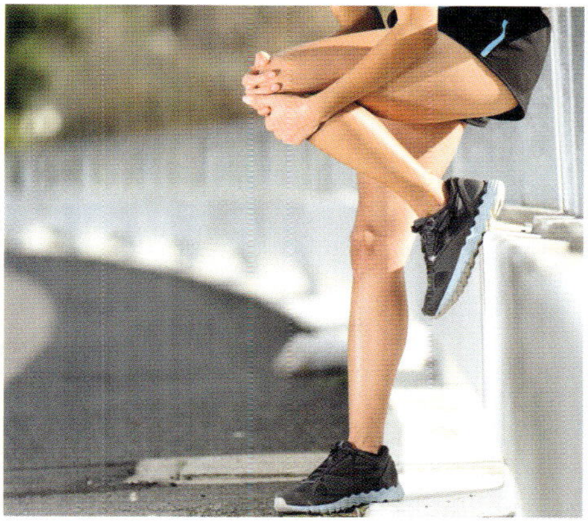

Dawos = Da wo es schmerzt! Bei akuten Schmerzen immer direkt auf die betroffene Stelle – egal wo!

Knorpel

Ganglion-Vitalpflaster

Ich habe bei einem Ganglion (Knorpel am Handgelenk) mit Druck auf die Nerven drei Nächte das Pflaster direkt auf die schmerzende Stelle geklebt, und das Ganglion ist um die Hälfte kleiner geworden und drückt nicht mehr auf die Nerven. Ich bin so gut wie beschwerdefrei.
Kurt L., Schweiz

Kolik

Schmerzen

Meine Schwestern und ich waren auf Irland-Reise. Leider hatte eine meiner Schwestern eines Abends kolikartige Schmerzen, und wir befürchteten, dass wir abends nicht ausgehen könnten. Da fiel mir ein, dass ich ihr ein Vitalpflaster (die ich inzwischen immer auf Reisen mitführe) geben könnte. Wir haben das Pflaster auf die schmerzende Stelle aufgeklebt, und es hat seine Wirkung relativ schnell gezeigt. Dem Ausgehen stand jedenfalls nichts mehr im Wege.
Martha H., Österreich

Kopfschmerzen

»Ich kann das Vitalpflaster nur jedem empfehlen. Ich bin begeistert.«

Ich habe von Zeit zu Zeit Kopfschmerzen, ähnlich wie Migräne. Ich klebe mir dann die Pflaster auf meinen Nacken und lege mich hin. So komme ich immer ohne Medikamente über die Runden, was mich sehr freut.
Peter N., Liechtenstein

Krebs

Chemotherapie

Vor etwa einem halben Jahr musste ich eine Chemotherapie machen und war danach extrem müde. Ich habe die Pflaster der neuen Generation kennengelernt, geklebt und lieben gelernt. Ich habe mich extrem schnell erholt, bin nicht mehr so müde und weiß, dass ich mir damit etwas Gutes tue. Ich entgifte und leite vieles aus. Darüber bin ich sehr froh, und ich habe ein sehr gutes Gefühl dabei. Ich werde dranbleiben.
Felicitas S., Schweiz

Lendenwirbel

Schmerzen, Nervenwurzelentzündung

Vor zwei Jahren musste ich den vierten und fünften Lendenwirbel versteifen lassen. Einige Zeit ging alles bestens, bis sich dann wieder Schmerzen an der Operationsstelle einstellten, die bis zur rechten Pobacke hinunter ausstrahlten. Mein Arzt diagnostizierte eine Nervenwurzelentzündung und gab mir entzündungshemmende Medikamente. Fazit: Die Schmerzen im Rücken verschwanden für einen Moment, dafür rebellierte nun mein Magen. Ich setzte alles ab und klebte mir zwei Pflaster auf den Rücken. Am Morgen waren die Schmerzen fast weg. Ich werde wohl noch einige Pflaster brauchen, bin jedoch davon überzeugt, dass ich meinen Alltag bald schmerzfrei bewältige.
Nikolaus M., Schweiz

PMS-Syndrom

Menstruationsbeschwerden

Bei mir waren die Menstruationsbeschwerden teilweise so stark, dass ich nicht mehr arbeiten konnte. Le-3, beidseits geklebt, und die Beschwerden waren nicht nur erträglich, sondern weg.

Melissa B., Österreich

Rheuma

Herr G., 86 Jahre, hat diverse Rheumaschmerzen (Schulter, Hüfte). Er leitete bis jetzt über die Füße aus, fühlt sich seither besser und braucht die Pflaster nun direkt an der Schulter als Sandwich und auf der Hüfte.

Anton G., Schweiz

Rückenschmerzen

Ich habe in den Ferien die Pflaster benötigt, um meine Rückenschmerzen von der harten Matratze und dem langen Liegen loszuwerden. Nach zwei Pflastern (zwei Nächte) spürte ich keine Schmerzen mehr.

Sieglinde A., Schweiz

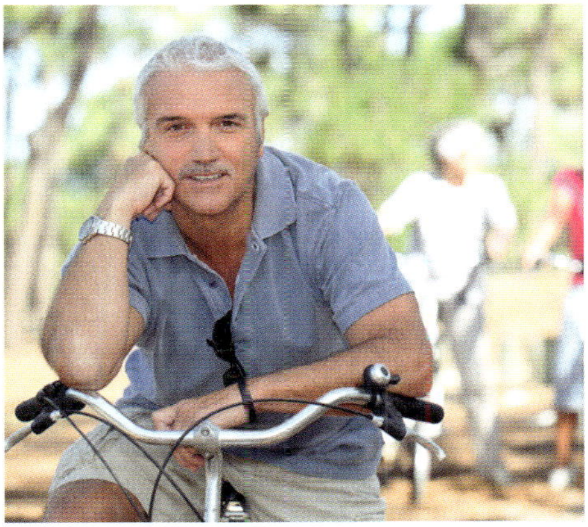

Schleimbeutelentzündung

Ich hatte eine Schleimbeutelentzündung am Ellbogen. Daher habe ich tagsüber und nachts einige Tage lang Vitalpflaster direkt auf die schmerzende Wunde geklebt. Die Entzündung war sehr schnell abgeheilt, aber der Schmerz war noch vorhanden. Der Chirurg war ratlos und sagte, er könne nichts mehr für mich machen, da er nur bei voller Schwellung und Entzündung operieren könne. Ich sei selbst schuld und müsse mit dem Schmerz halt leben.

Da habe ich einige Tage die Vitalpflaster auf die schmerzende Stelle auf der Fußsohle geklebt, und siehe da, der Schmerz war weg.
Anton W., Österreich

Schmerzen

Achillessehne, Daumenwurzel, Lunge, Sportler, Unfall, Verletzungen, Verstauchungen, Tennisarm, Hüfte

Mein Mann hatte beim Joggen plötzlich stechende Schmerzen in der Wade, vermutlich an der Achillessehne. Er musste langsam gehen, statt zu joggen. Ich schlug ihm vor, ein Pflaster nach der *Dawos*-Regel auszuprobieren. Nach über 18 Stunden Anwendung sagte er, dass der Schmerz stark nachgelassen habe. Das Pflaster war weiß und hart. Wir haben erneut eines über Nacht aufgelegt, und am anderen Morgen war das Pflaster matschig und schwarz. Es scheint so, dass der Gewebszustand am Anfang eine Energieleere hatte und aus dem Pflaster die Energie zog und erst in einem zweiten Stoffwechselschritt wurden dann die Säuren aus der schmerzenden Stelle herausgezogen.
Zäzilie F., Schweiz

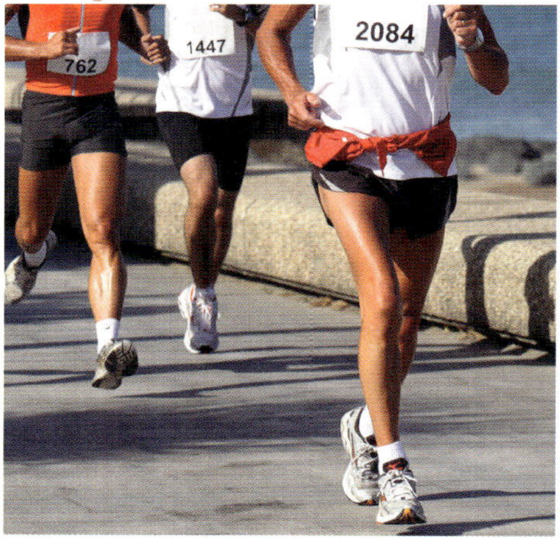

René ist Marathonläufer. Er bekommt einige Tage vor dem Wettkampf durch erhöhtes Training immer Schmerzen. Seit er die Pflaster anwendet, hat er die Schmerzen im Griff.
René D., Schweiz

Mein Tennisarm bereitete mir ständig Probleme. Ich habe Vitalpflaster kennengelernt, die ich dann über einen gewissen Zeitraum geklebt habe. Die Schmerzen lie-

ßen nach, und ich konnte meinen Arm wieder gut bewegen und belasten. Ich kann die Vitalpflaster nur empfehlen. Sie sind wirklich toll.
Anton M., Liechtenstein

Ich bin auf der Treppe ausgerutscht und konnte mich an der Wand auffangen. Das war sehr schmerzhaft, besonders am zweiten Zeh. Danach ging ich zum Einkaufen. Das war aber einfach zu viel. Der Zeh pumpte, und ich hatte starke Schmerzen. Der Zeh war geschwollen und blau angelaufen. Ich habe dann ein Pflaster aufgeklebt, und die Schmerzen waren weg. Das Pflaster war schon nach kurzer Zeit völlig durchnässt. Schon nach zwei Pflastern war die Schwellung weg und der Fuß nicht mehr blau. Nach drei Pflastern war der Zeh so gut wie geheilt. Dann habe ich nachts geklebt, weil ich tagsüber kaum Beschwerden hatte. Die Schmerzen waren mit dem Pflaster immer ganz verschwunden.
Anita K., Deutschland

Ich habe mir meinen Fuß verstaucht. Ich kenne die Vitalpflaster schon seit einiger Zeit, und ich habe immer sehr gute Erfahrungen damit gemacht. Also habe ich auch dieses Mal meinen Fuß nach der *Dawos*-Methode beklebt. Als ich nach zehn Tagen zum Arzt ging, staunte dieser nicht schlecht, wie gut ich meinen Fuß bereits belasten konnte.
Ludwig M., Liechtenstein

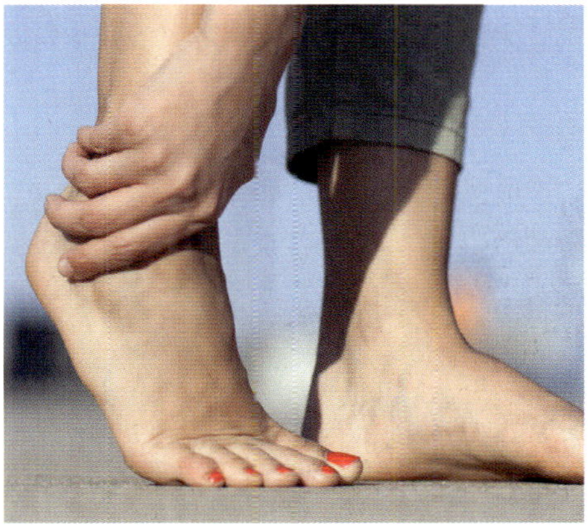

Aufgrund eines Muskelschmerzes im Hüftbereich links des Kreuzbeines etwa hat mir meine Heilpraktikerin für einen Tag ein Vitalpflaster geklebt. Am Folgetag zeigte das Pflaster

die gewünschte Verfärbung, und die Schmerzen waren verschwunden. Inzwischen sind drei Wochen vergangen, und die Schmerzen traten an dieser Stelle nicht mehr auf. Ich werde mich an zwei weiteren Körperstellen dieser Behandlung unterziehen und hoffe auf die gleiche Wirkung. Der Schmerz, der behandelt wurde, lässt sich wie folgt beschreiben: Muskelverkrampfung, dumpfer Druckschmerz wie nach einem kräftigen Stoß; bei Ruhe abklingend, bei Bewegung sich verstärkend und die Bewegung merklich hemmend. Ich hatte diesen Schmerz schon monatelang und hatte versucht, durch Wärme, Selbstmassage, Salben und Ähnliches Linderung zu erreichen, doch nur mit sehr mäßigem Erfolg.
Christiane T., Deutschland

Schulterschmerzen

Schlaf

Ich bin ein junger Rentner und habe diverse Schmerzzustände, vor allem in der Schulter. Nach zwei Wochen Pflasteranwendung waren die Schmerzen weg. Ich schlafe seither gut, fühle mich vitaler, sodass ich den Nachmittagsschlaf nicht mehr brauche.
Christian M., Schweiz

Gerade während der Schwangerschaft wird das Vitalpflaster häufig wegen Gebrechen aller Art eingesetzt. Sanft, schonend und effektiv.

Schwangerschaft

Übelkeit

Seit der dritten Schwangerschaftswoche war mir oft übel, ich hatte überhaupt keinen Appetit und fühlte mich unwohl, nur wenn ich einen Kakao getrunken hatte, ging es mir wieder für eine Stunde gut. Danach fing die Übelkeit leider wieder an. Nach drei Wochen kam ich endlich auf die Idee, dieses Übel zu »bekleben«. Ich habe mir gemäß Atlas die Punkte Pe 6 und Pe 7 mit einem Pflaster beklebt, und siehe da: Nach einem halben Tag ging es mir sehr viel besser. Mein Magen rebellier-

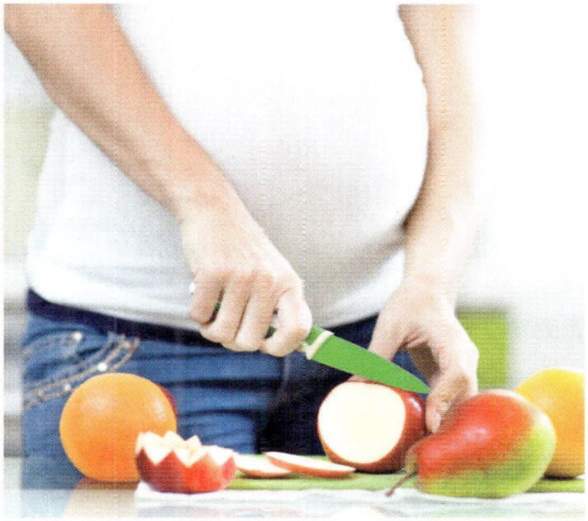

te nicht mehr, und ich hatte sogar wieder Appetit auf ein paar gezielte Lebensmittel wie Salate, Früchte und Brot. Als ich dann einige Tag später zusätzlich Punkt Mi 4 geklebt habe, wurde es noch besser. Ich fühlte mich wieder rundum wohl, war fit und konnte wieder fast alles essen, ohne dass es mir schlecht wurde. Ich bin wirklich sehr dankbar, dass es die Pflaster gibt, hatte ich doch befürchtet, mich bis zur zwölften Schwangerschaftswoche (so lange ging es bei den vorherigen Schwangerschaften) mit der Übelkeit abfinden zu müssen. Ich fühle mich wirklich gut, und ich kann die Pflaster jeder schwangeren Frau empfehlen. Eigentlich könnten die Pflaster obligatorisch bei allen Schwangeren angewendet werden, wenn sie es möchten.
Barbara H., Schweiz

Sturz, Ellbogen, Schleimbeutel

Durch einen Sturz mit dem Fahrrad entzündete sich der rechte Ellbogen. Der Chirurg wollte den Schleimbeutel operieren, was eine längere Narbe ergeben hätte. Dank dem Pflaster ist die Entzündung vollständig verschwunden, vor allem aber musste ich nicht operiert werden.
Rudi D., Schweiz

Tiefe Schnittwunde im Finger

Befund: Schnittwunde; *Anwendung:* Vitalpflaster darübergeklebt; *Ergebnis:* nach etwa drei bis fünf Minuten keinerlei Pochen mehr. Nach weiteren zwei Tagen ist die Entzündung nahezu vollständig geheilt.
Franziska R., Deutschland

Unfall

Zehe, Schienbein, Schwellung

Mir ist ein schwerer Gegenstand auf die große Zehe gefallen. Zwar hatte ich Schuhe an, aber die Zehe schmerzte sofort sehr stark. Ich habe mir ein Pflaster auf die Stelle geklebt, und nach etwa ½ Stunde waren die Schmerzen weg. Das Pflaster habe ich an diesem Tag zweimal gewechselt, um geschlossene Schuhe anziehen zu können. Ich habe noch zwei weitere Tage jeweils ein Pflaster geklebt, und die Sache war dann erledigt. Ich hatte eine kleine blaue Stelle im Zehennagel, aber diese ist mit der Zeit herausgewachsen. Der Nagel hat gehalten.

Agnes W., Österreich

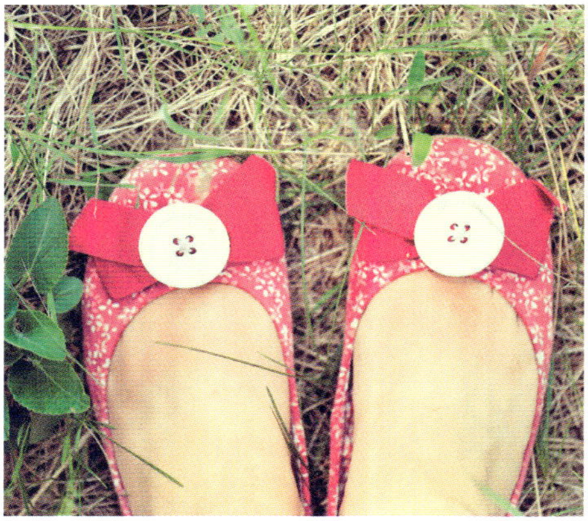

Ich hatte mich *aufgebretzelt* und war auf dem Weg zum neunzigsten Geburtstag einer lieben Bekannten, wissend, dass ich dort viele meines Alters (bald 60) treffen würde, die ich sehr lange nicht mehr gesehen hatte. Das macht richtig Spaß, wenn man selbst noch fit ist und entsprechend aussieht. Ich komme im Hof, direkt vor den draußen sitzenden Männern zum Stehen, steige mit Schwung aus dem Auto und haue mir beim Zuschlagen mit voller Wucht die Autotür mit der Kante vor mein Schienenbein. Schönheit muss leiden. Also trotz Tränen in den Augen habe ich die Zähne zusammengebissen und begab mich zur fröhlichen Begrüßung. Gott sei Dank hatte ich einen langen Rock an. Später, zu Hause, sah ich mir die Bescherung an. Das Schienbein war dick angelaufen und blau. Also habe ich nach der Sandwich-Methode Pflaster unter beide Füße und auf die geprellte Stelle geklebt. Am nächsten Morgen war die blaue Stelle weg. Nur an der Stelle, an der ich mir die Tür angeschlagen hatte, war

ein roter Fleck. Aber es war nichts mehr dick. Ein unglaubliches Ergebnis.
Ludmilla S., Deutschland

Venen

Durchblutung

Seit einigen Jahren habe ich Probleme mit den Venen am linken Bein. Während der nächtlichen Ruhestellung macht ein sehr unangenehmes Kribbeln im Bein in Höhe der Venenpumpe das Einschlafen unmöglich. Selbst das Hochlegen des Beins brachte keine Linderung. Aus Verzweiflung bin ich in den schlaflosen Nächten im Haus herumgelaufen. Dann erfuhr ich von dem Vitalpflaster. Ich klebte eins auf die Venenpumpe (im Unterschenkel) des linken Beins und eins unter den rechten Fuß. Das Kribbeln wurde erträglich, und nach drei Tagen Behandlung mit dem Vitalpflaster war es nicht mehr spürbar.
Anschließend habe ich noch zwölf Tage die Pflaster unter beide Füße geklebt. Ich kann seitdem unbeschwert schlafen. Jetzt verwende ich das Pflaster nach Bedarf. Es ist schön, dass es das Vitalpflaster gibt. Durch dieses reine Naturprodukt kann ich in vielen Bereichen auf Chemieprodukte mit ihren Nebenwirkungen verzichten.
Hannes P. Deutschland

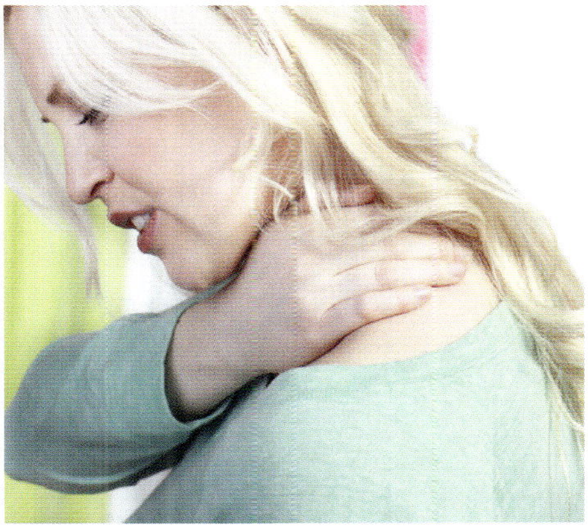

Verspannung

Nacken

Eine Kundin klagt seit einigen Jahren über Verspannungen am Nacken und Rücken. Bereits eines der neuen Pflaster konnte die hartnäckigen Schmerzpunkte beseitigen.
Silvester A., Schweiz

Wechseljahresbeschwerden

Trotz guter Nahrungsergänzungsmittel bekam ich eine Zeitlang heftige Wechseljahresbeschwerden: Hitze und Unruhe in der Nacht, Herzklopfen, Schlaflosigkeit, Heißhunger, Gewichtszunahme. Bis ich auf die Vitalpflaster stieß. Ich hatte irgendwo gelesen, dass beim Wechsel das Nieren-Yin geschwächt werde. Also klebte ich das Vitalpflaster auf Niere 1. Durch die Kur verbesserten sich bereits nach drei Wochen deutlich meine Unruhe und die Hitzewallungen in der Nacht. Mein Schlaf wurde wieder satter, und mit dem besseren Schlaf verschwand auch der Heißhunger. Die Belastung wandelte sich zu einer entspannten Haltung gegenüber einer neuen Lebensphase.

Brigitta S., Österreich

»Drei Wochen Kur brachten schon eine Veränderung. Danach klebte ich nur noch bei Bedarf bzw., wenn ich das Gefühl hatte, dass mir eine Kurwoche guttun würde.«

Zähne

Weisheitszahn, Schmerzen

Mein Sohn hatte, nachdem ihm ein Weisheitszahn gezogen wurde, eine extrem stark geschwollene Backe, da innen auch genäht werden musste. Auch hatte er große Schmerzen, nachdem die Wirkung der Spritze nachgelassen hatte. Ich klebte ihm das Pflaster direkt auf die Außenseite, und nach 3 Stunden war so gut wie keine Schwellung mehr zu erkennen. Auch der Schmerz war fast weg. Das Pflaster wurde dabei extrem hart, und ich musste neuerlich kleben. Am nächsten Tag war er wieder wohlauf mit seiner Backe. Ich schwöre auf die Pflaster. Sie sind Yin und Yang ausgleichend, je nach Menschentyp.

Miriam S., Deutschland

Kiefer, Mund

Ich hatte Zahnschmerzen (letzter Backenzahn oben rechts), und nach kurzer Zeit tat mir auch der Nacken weh, und meine Wirbelsäule fühlte sich an wie im Schraubstock.

Ich hatte mir am Morgen ausnahmsweise ein Weizenbrot mit Käse genehmigt und es nicht vertragen. Ich spürte, dass die Ursache nicht beim Zahn zu suchen war. Abends klebte ich den Dü 3-Punkt an der Hand und ging schlafen. Am Morgen (ich hatte durchgeschlafen) war das Pflaster voll, und Kopf- und Nackenbereich entspannt. Ich beklebte den Dü 3 erneut zweimal innerhalb der nächsten 24 Stunden. Erstaunt darüber, dass die Pflaster immer noch vollgesogen waren, beendete ich die Anwendung und blieb komplett schmerzfrei (bereits nach der ersten Anwendung).
Manuela W., Schweiz

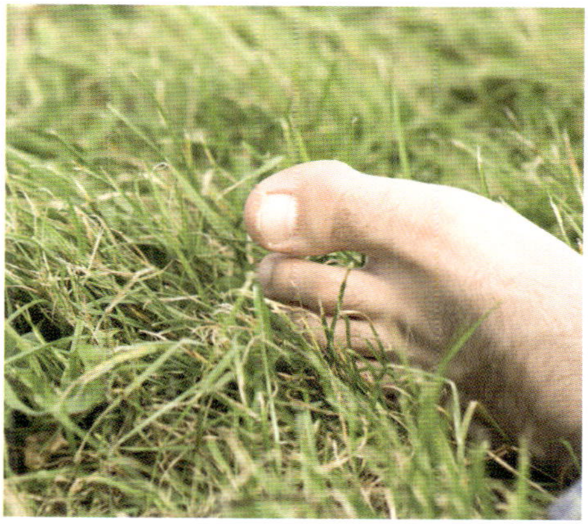

Zehennagel

Entzündung

Peter, 48 Jahre, hat an der linken großen Zeh einen eingewachsenen Nagel. Diese Partie entzündet sich häufig, schwillt an und schmerzt. Dann kann er nicht mehr gehen. Wir haben ihm ein Vitalpflaster mitgegeben, das er abends über den Zeh geklebt hat. Über Nacht hat das Pflaster die Entzündung ausgesogen, die Schmerzen und die Schwellung waren weg.
Peter D., Schweiz

Zysten

Schmerzen, Knoten in der Brust

Seit Wochen hatte ich ein kleines (etwa in der Größe eines halben Kirschkerns) Knötchen in der Brust. Ich beklebte es auf Anraten 24 Stunden lang mit einem Pflaster, und siehe da, als ich das Pflaster wegnahm, war das Knötchen verschwunden. Ich konnte es kaum glauben, dass ich dafür nur ein einziges Pflaster benötigte.
Ida I., Schweiz

Liste verschiedener Anwendungsmöglichkeiten

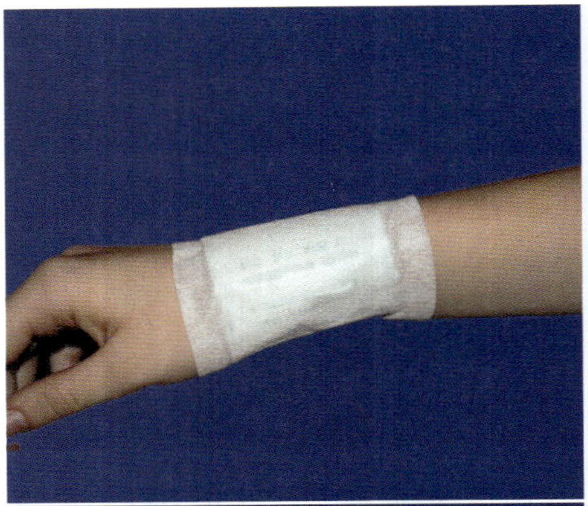

Lunge 7 und 9

Bei Infektionen und Erkältungskrankheiten ab Brust aufwärts; leitet Schleim/Schlacke/Feuchtigkeit aus; ist ideal für die Verstärkung der Abwehrkräfte (Wei-Qi), bei Kopfschmerzen, Husten, Asthma, Bronchitis und Fieber.

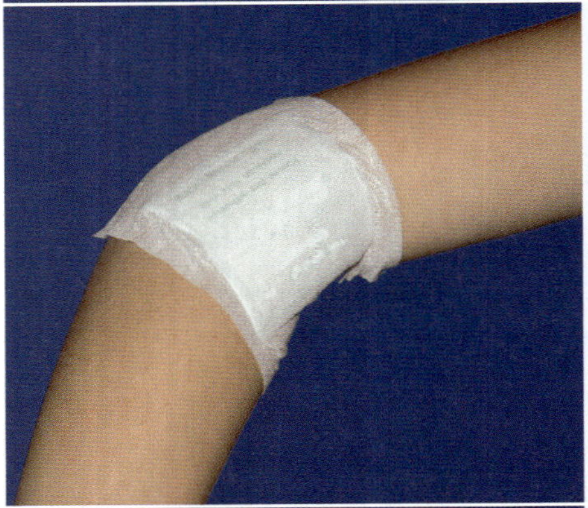

Dickdarm 11

Arm-Außenseite, bei Beugefalte; allgemeiner Allergiepunkt, Punkt der 1.000 Insektenstiche; bei Hautproblemen, trockener, gereizter Haut, Allergien, allgemeinem Juckreiz.

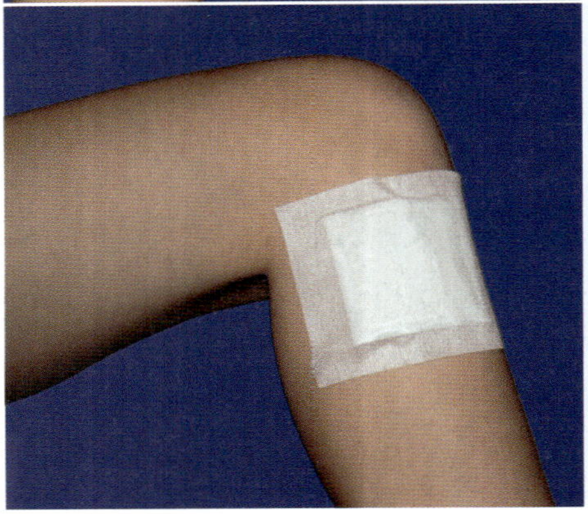

Magen 36

Göttlicher Gleichmut; **wichtiger** Energiepunkt; bei Müdigkeit, die Mitte stärkend; klärend; Aufmerksamkeit fördernd; Gedächtnisleistung steigernd; bei Blähungen, Verstopfungen, Magengeschwüren und allen Arten von Ansammlungen (Wasser, Ödeme usw.).

Wenn nichts anderes angegeben ist, klebt man auf die dominante Seite (Rechtshänder rechts, Linkshänder links). Selbstverständlich gehen immer auch beide Seiten!

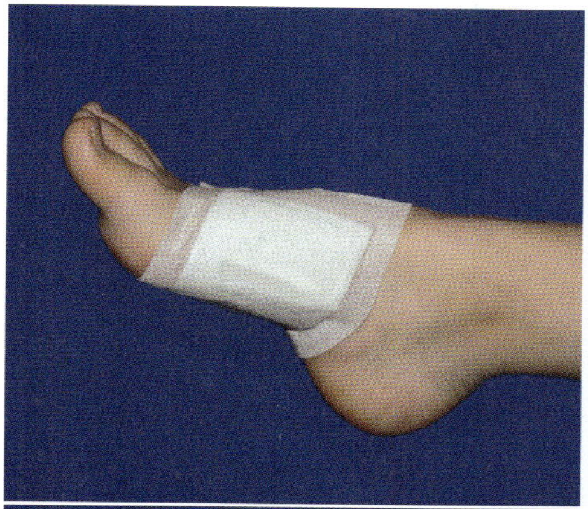

Milz 4

Stärkt Magen und Milz; bei Menstruationsbeschwerden; Morbus Crohn (chronisch entzündliche Darmerkrankung); Rheuma; Schwellungen im Unterleib; bei Tumoren im Unterleib.

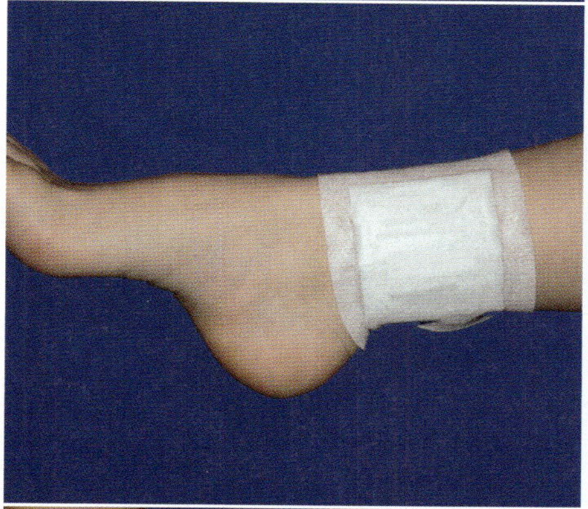

Milz 6

Meisterpunkt für das kleine Becken, Uterus, Prostata, Gonaden (Eierstöcke/Hoden); bei Zysten, Myomen, Menstruations-, Prostata- und Blasenbeschwerden; Harnwegsinfektionen; Blasentumoren; Geschlechtsorganproblemen. **Achtung: Nicht in der Schwangerschaft anwenden!**

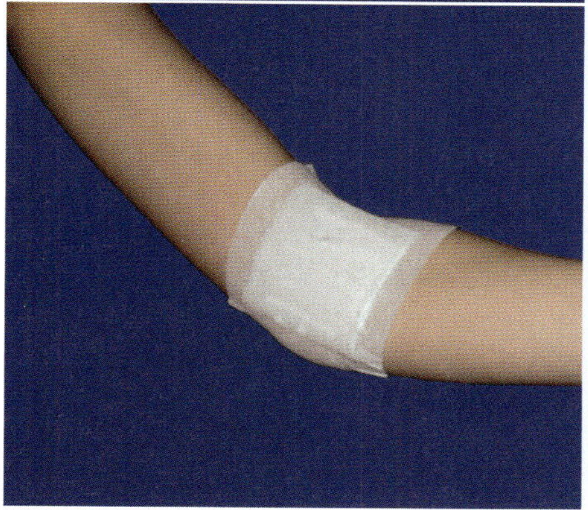

Herz 3

Arminnenseite bei Ellenbogenfalte; **immer** links!; klärt und stärkt das Herz; beruhigt den Geist; Angina Pectoris; Herzschmerzen; Sensibilitätsstörungen der Arme und Hände; Epilepsie; Schwindel; stärkt den Herzmuskel; beruhigt den Schlaf.

Wenn nichts anderes angegeben ist, klebt man auf die dominante Seite (Rechtshänder rechts, Linkshänder links). Selbstverständlich gehen immer auch beide Seiten!

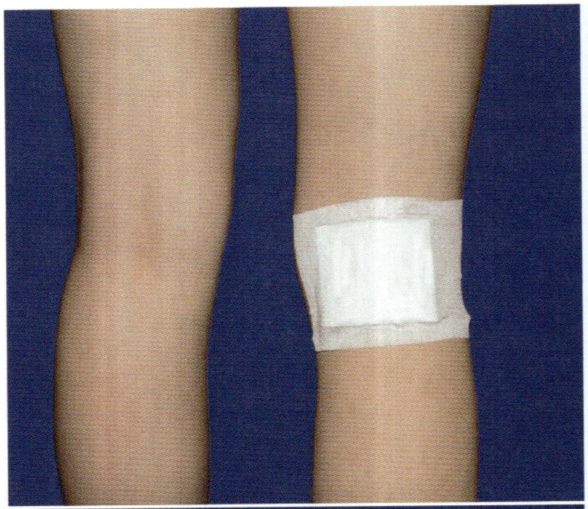

Blase 40

Mitte Kniekehle; auf der **dominanten Seite:** Wirkt direkt auf die Blase; Entzündungen der Blase; Unterleibsschmerzen. Auf der **nichtdominanten Seite:** Meisterpunkt bei allen Allergien sowie bei Sonnenstich und Ekzemen

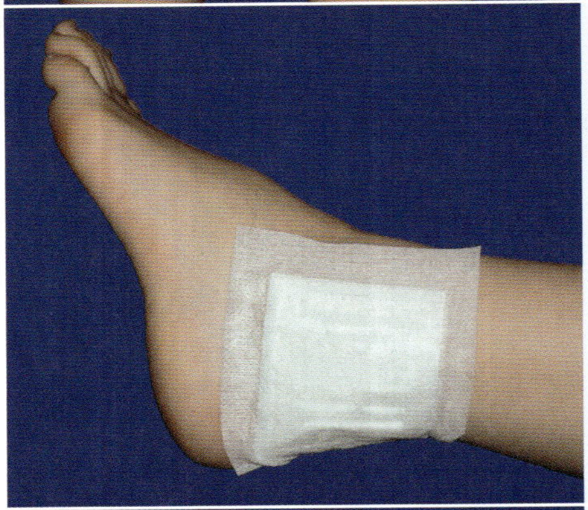

Blase 60

Meisterpunkt bei Schmerzen im Nacken; Kreuzschmerzen; Ischias (Schmerz verstärkt sich beim Nach-vorn-Beugen); fördert die Wehentätigkeit;
Achtung: Nicht in der Schwangerschaft anwenden!

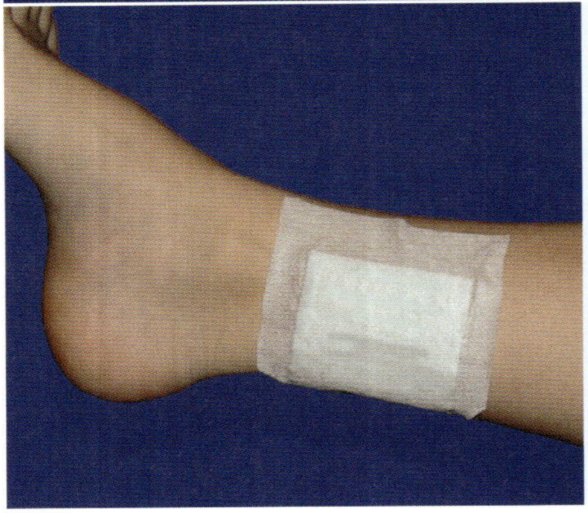

Niere 7

Stärkt die Nieren; befreit die Wasserwege; wärmt bei Kälte; bei Harninkontinenz; Spannungsgefühl im Unterleib; Ödemen; Spontan- und Nachtschweiß; gilt auch als Kortison-Ersatz.

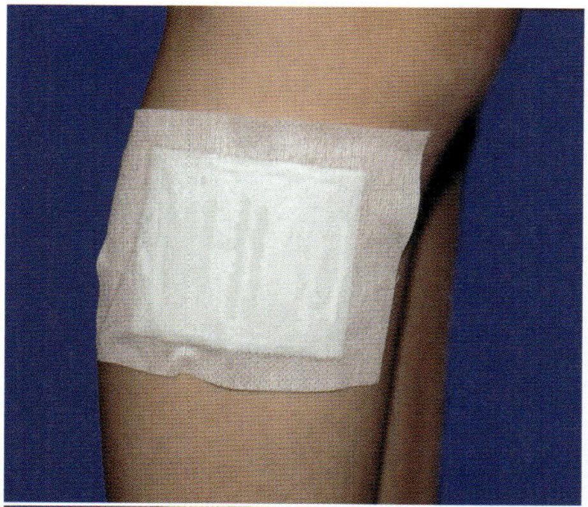

Gallenblase 34

Unter dem Knie, vor dem Wadenbeinköpfchen, **nur** rechte Seite; Migräne; seitliche Schmerzen; Hypertonus (Anspannung); Meisterpunkt für Sehnen und Bänder; befreit von Wasseransammlungen im Körper.

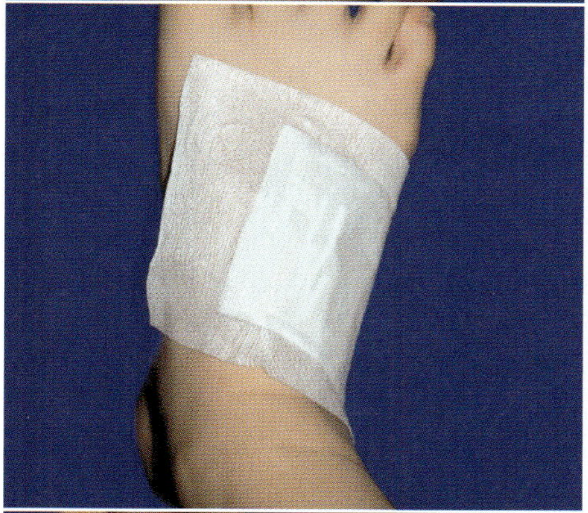

Gallenblase 41

Nur rechte Seite; fördert den Leber-Energiefluss; Schläfen- und Hinterkopfschmerzen; Prämenstruelles Syndrom; Wirkung ist mit *Voltaren* vergleichbar; wirkt sehr entkrampfend bei Spannungen und Schmerzen im Gürtelbereich;

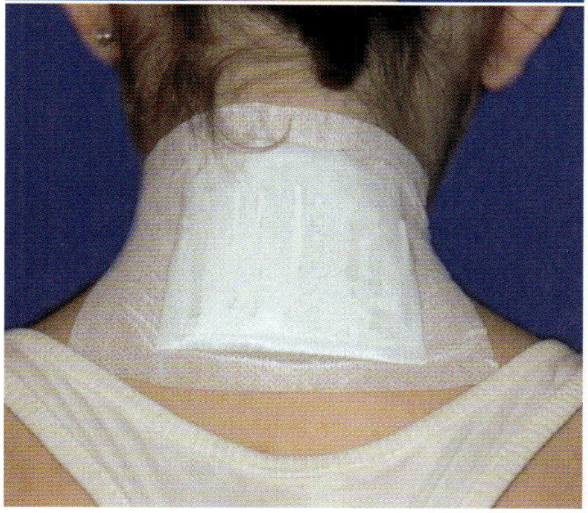

Nackenansatz; bei Kopfschmerzen allgemein.

Nachschlagewerk: Klebetipps

Abschließend eine Übersicht über die Anwendungen von Vitalpflastern auf verschiedenen Punkten und Zonen sowie Tipps und Techniken. Es gibt noch weitere Anwendungsmöglichkeiten.

Die hier aufgeführten Punkte können entweder alle zusammen oder auch einzeln nacheinander geklebt werden. Alle zusammen erzielen den schnellsten Erfolg. Ferner können die Punkte 24 Stunden oder nur über Nacht oder auch nur tagsüber beklebt werden. Die Dauer der Anwendung ist unterschiedlich. Eine Nackensteifigkeit wird so lang behandelt, bis sie weg ist. Eine Prämenstruelle-Syndrom-Behandlung immer dann, wenn sie auftritt. Bei einer Ausleitung nach Chemotherapie kann die Anwendung Monate dauern. Wie immer sind hier keine Heilwirkungen zu erwarten, sondern lediglich die Aktivierung der Selbstheilungskräfte. Es ist also auch möglich, dass eine Erstverschlechterung eintritt. Das ist jedoch völlig normal.

Übersicht Beschwerden und Klebepunkte	
Abdominale Spannung (Unterleib)	KG 6, Ma 36
Akne	Di 11, Le 3, Mitte Fußsohle
Allergie	Di 11, Ni 1, Blase 40
Angina Pectoris	Pe 6, He 6
Arthritis	Sandwich, Mitte Fußsohle längere Zeit ausleiten; Kiefergelenk Di 4, Knie Mi 10
Aphonie/Heiserkeit	Kombination Lu 7/Lu 9, *Dawos* (direkt auf den Hals)
Asthma Bronchiale	Kombination Bl 12/Bl 13, Kombination Lu 7/Lu 9

Übersicht Beschwerden und Klebepunkte

Ausleitung	Ni 1, Lymphsystem (→ Seite 85f.)
Augenentzündung	Lu 9, Le 2, Le 3
Appetitlosigkeit	KG 10, Mitte Fußsohle
Atembeschwerden	Lu 9, Di 1
Bindehautentzündung	Pe 6, Kombination Lu 7/Lu 9
Bauchschmerzen	KG 10, Mitte Fußsohle, *Dawos* – Unterbauch KG 3, KG 4
Blähungen (Meteorismus)	Mi 6, Ma 36
Blasenleiden	KG 3, Ni 3, *Dawos*, Reflexzone Blase, Füße
Blutdruck, hoher	Ma 9, PE 6, Mitte Fußsohle
Blutdruck, niedriger	Ma 36, Mi 3
Bronchien	Kombination Lu 7/Lu 9, Reflexzone Fußballen
Borreliose	Lymphentgiftung (→ Kapitel im Buch Seite 71)
Cellulite	Ni 1, Kombination Ni 3/4/5/6, Ma 36 (lange Anwendungsdauer notwendig)
Darmprobleme	Bl 20, Ma 36, Mitte Fußsohle
Depression	Le 3, KG 12, KG 17, He 5, Ni 1
Durchfall	Di 1, Ma 21, Ma 25, Mitte Fußsohle
Energiemangel	Ma 36, Mitte Fußsohle, direkt auf die Nieren am Rücken (es ist wichtig, beide Seiten zu bekleben)
Entgiftung	Ni 1, Reflexzonen, Lymphsysteme (→ Seite 64ff.)
Erbrechen	Ma 36, KG 10, He 3, Schwangerschaft = Pe6

Übersicht Beschwerden und Klebepunkte

Erkältung	Kombination Lu 7/Lu 9
Erschöpfung	Ma 36, Bl 67, Mitte Fußsohle
Fieber	3e1, Bl 11, Kombination Lu 7/Lu 9, Mitte Fußsohle und Fußballen
Gallenblasenleiden	GB 34, *Dawos,* Gallensteine = Mi 1
Gastritis	Bl 20, Le 13 + Le 14, Ma 36, Mitte Fußsohle und Ferse
Gedächtnisprobleme	nachts große Zehe umkleben, Ma 36
Gelenkschmerzen	(z. B. Tennisarm S. 122, Knie S. 118 etc.) Sandwich (→ Schmerzen, Seite 111ff.)
Grippe	Bl 11, Kombination Lu 7/Lu 9, Mitte Fußsohle
Halsschmerzen	Bl 10, Kombination Lu 7/Lu 9, Fußballen
Hämorrhoiden	Fußsohle über die Ferse Richtung Achillessehne hoch kleben
Harnprobleme	KG 6, KG 3, Reflexzonen Blase (Mitte, Füße am Innenfuß hochziehen)
Heiserkeit	→ Aphonie, Seite 134
Herzbeschwerden	He 3, Pe 6, Fußsohlen und Ballen
Herzrhythmusstörungen	Pe 6, He 5
Hexenschuss (Lumbago)	Gb 25, *Dawos*
Hitzschlag	Bl 40, Ni 1, Lu 9
Hodenerkrankungen	Bl 36, Reflexzonen Füße Innenknöchel, beide Seiten
Hüftleiden	Mi 12, Mi 10, Dawos, Fußmitte Säureregulation

Übersicht Beschwerden und Klebepunkte

Husten	Kombination Lu 7/Lu 9, Lu 11, (bei Halsschmerzen zusätzlich) Ni 27 und Fußballen, bei trockenem Husten Lu 5
Impotenz	Ni 3, KG 4, Kombination LG 3/LG 4
Juckreiz	Di 11, Mi 10 + Le 8 (speziell bei offener Haut im Genitalbereich, Bl 17)
Karpaltunnelsyndrom	Kombination Pe 6/Pe 7, Dawos
Klimakterium	→ Wechseljahresbeschwerden, Seite 128
Kniegelenk	Sandwichmethode, Mi 9, Mi 10
Krampfadern	Ma 36, Mitte Fußsohle
Krämpfe	Le 3, Le 2 – Spastische Zustände Dü 3 (z. B. nach Schlaganfall)
Kreislauf	He 9, Bl 17
Koliken	Ma 36, Le 2/3
Kopfschmerzen	Dü 3, Gb 20, Lu 7, Lu 9, Nackenansatz Behandlungsresistenz = LG 4
Lähmungen	(z. B. nach Schlaganfall) Dü 3, Di 4, *Dawos*
Lebererkrankungen	Le 3, Gb 34, Le 8, Pe 6
Lidschwellungen	Gb 40, Kombination Lu 7/Lu 9
Lunge/Entzündung/ Bronchien	Kombination Lu 7/Lu 9, Lu 11, KG 17, Fußballen
Magenschmerzen	Gb 24, Ma 36, Mi 3, Ni 16, *Dawos*
Magengeschwür	Ma 36, Mitte Fußsohle
Menstruationsbeschwerden	→ PMS, Seite 121

Übersicht Beschwerden und Klebepunkte

Myome	→ Zysten, Seite 129
Multiple Sklerose (MS)	Kombination LG 3/LG 4, LG 14, Ausleitung Toxine Lymphe (→ Anwendung nach Dr. Klinghardt, Seite 71)
Muskeln	Gb 34, *Dawos*
Nachtschweiß	Le 3, He 6, Ni 7, Mitte Fußsohle
Nackenschmerzen	Bl 10, Dü 3, *Dawos*
Narben	*Dawos*, Anfang und Schluss des Narbenverlaufs
Nackensteifigkeit	Dü 16, *Dawos* (meist im Schulterbereich)
Neurodermitis	Le 3, Di 11, Mi 6, Bl 40, Mitte Fußsohle
Nierenkolik	Gb 25, Ni 1
Nikotinentzug	Mitte Fußsohle (Entzugserscheinungen)
Ödeme (Bauch)	Mi 4, Ma 25, Ma 36
Ödem, allgemein	Mi 6, Mi 9, *Dawos*
Prostata	Bl 23, KG 4, Reflexzonen Füße Innenknöchel, beide Seiten bekleben
Psoriasis (Schuppenflechte)	Di 11, Gb 20, Bl 17, 3e6
Rastlosigkeit, Restless-Legs-Syndrom	Le 3, He 6, Mitte Fußsohle
Reiseerkrankung, Jetlag	Pe 6, Ma 36
Rheumatismus	*Dawos*, Mitte Fußsohle; Kur (Säure/Entgiftung)
Rückenschmerzen	3e5, Bl 11, Bl 36, *Dawos*
Sehnen	Gb 34, *Dawos*
Schilddrüsen	KG 17, Kombination Lu 7/9, direkt auf Schilddrüsen

Übersicht Beschwerden und Klebepunkte

Schluckbeschwerden	Kombination Lu 7/9, eventuell *Dawos*
Schmerzen, allgemein	Di 4, *Dawos,* Sandwich (→ Schmerzen, Seite 111ff.)
Schmerzen, psychisch	(z. B. Schleudertrauma) *Dawos,* 3e6, GB 34
Schnarchen	*Dawos* (direkt auf die Stimmbänder, nachts)
Schock	Ma 36, Ni 1
Stoffwechsel	Le 13, Ma 36, Mitte Fußsohle
Steißbein	LG 3, *Dawos*
Schwerhörigkeit	Dü 16, 3e6
Tinnitus aurium	Kombination Le 2/Le 3/GB 43, Gb 20, 3e6
Trigeminusneuralgie	*Dawos,* Gb 34
Unruhe	Le 3, Kombination He 5/6/7
Unterleibsgeschwulst	KG 4, Fußknöchel Innenseite (beide Seiten bekleben), Mitte Fußsohle
Vaginalausfluss	KG 2, KG 3, KG 4, LG 3, Fußsohle Ferse
Verdauung	KG 10, Ma 36, Mitte Fußsohle
Verspannung	Mi 3, Le 3, *Dawos*
Verstopfung	Ma 36, Mi 3, Mitte Fußsohle
Wassereinlagerungen	Gb 34, Mitte Fußsohle
Wechseljahresbeschwerden (Klimakterium)	Ni 1, Kombination Ni 3/4/5/6, Kombination KG 2/3/4, GB 34
Zahnschmerzen	Di 1, Di 4, *Dawos*
Zysten/Myome	Mi 6, Mitte Fußsohle, Fußsohle, Fersen

Wichtiger Hinweis

Das vorliegende Buch ist sorgfältig recherchiert und erarbeitet worden. Die Inhalte basieren auf den Erkenntnissen und Erfahrungen des Autors. Dennoch erfolgen alle Angaben ohne Gewähr. Weder Autor noch Verlag kann für eventuelle Nachteile oder Schäden, die aus den im Buch gegebenen praktischen Hinweisen resultieren, eine Haftung übernehmen.

Impressum

Ein Imprint der Weltbild Verlag GmbH, Schweiz, Industriestraße 78, CH-4609 Olten
ISBN 978-3-03812-533-4

Producing: Josef K. Pöllath, Dachau
Umschlag, Layout, DTP und Bildredaktion: Lydia Kühn, Aix-en-Provence, Frankreich
Umschlagbild: © fotolia vgstudio

Besuchen Sie uns im Internet:
www.weltbild.ch www.weltbild.de www.weltbild.at www.vitalworld.com

Bildnachweis

© **fotolia** U2, 29: Lucky Dragon; U2, 86, 108, 110: adimas; U3, 89: VRD; U4, 4, 52, 55: lily; 2: vgstudio; 4, 8: Jenny Sturm; 5, 91: Unclesam; 7: dbunn; 10: yanlev; 13: Avanne Troar; 15: Argus; 17: ping han; 18: 2jenn; 19: WONG SZE FEI; 25: F.Schmidt; 26: kreativwerden; 28: FinestWorks; 30: tolotola; 32: lassedesignen; 34: Iurii Sokolov; 36: Jeanette Dietl; 38: Anton Maltsev; 44: Nikki Zalewski; 47: Andreas P; 54: stockWERK; 56: charles taylor; 57: Eric Isselée; 59: Vladimir Galanov; 60: theartofphoto; 61: psdesign1; 62: thongsee; 64: Wilm Ihlenfeld; 67: artivista | werbeatelier; 68: Sergey Nivens; 69: wildworx; 75: Fotofermer; 76: Givaga; 77: stryjek, Taffi; 78: somchaisom, Giuseppe Porzani; 79: monticellllo; 82: Tom Thomas; 84: Kzenon; 85: Schlierner; 87: pressmaster, Gina Sanders; 92: Syda Productions; 94: lightpoet; 97: Picture-Factory; 100: goodluz; 103: Ana Blazic Pavlovic; 107: olly; 109: solominviktor; 113: Kzenon; 114: Alexander Raths; 115: Jürgen Fälchle; 116: nebari; 119: Warren Goldswain; 121: auremar; 122: bacalao; 123: Adam Gregor; 125: Ermolaev Alexandr; 126: alekuwka83; 127: absolutimages; 129: Karin Wabro
Poster: adimas, Patrick Hermans, AlienCat

Register

A

Akne 95, 134
Akupunkturpunkte 11, 15, 23ff, 27, 34, 72, 90f., 105, 107–110, 131, 133
Allergien 78, 130, 132, 134
Aluminium 75f., 78
Amalgam 66f., 69, 78
Appetit, Appetitlosigkeit 39, 99, 124f., 135
Arthrose 28, 118
Atembeschwerden 135
Atemluft 47
Ausleitung 66ff, 74, 83, 85f., 90, 134f., 138

B

Bambus 11, 38, 45, 49, 55f., 58–63, 72, 99
Bauchschmerzen 135
Bindehaut 60, 135
Blasenentzündung 87, 112
Blei 71, 76
Bronchien 135, 137

C

Cellulite 135

D

Darm 105, 107, 130f., 135
Depression 20, 135
Durchblutung 28, 33, 127
Energie 12f., 18f., 21f., 27, 31, 33ff, 39, 41, 44, 48–51, 57, 66, 82f., 85, 88, 92ff, 96f., 107, 109, 117, 122, 130, 133, 135
Energiefeld 50
Entgiften 12, 33, 41 51, 64f., 67, 73, 82, 120
Entschlackung 12, 64f., 67, 79, 82ff.
Erbrechen 116, 135
Erkältung 113, 130, 136
Erschöpfung 117, 136

F

Fieber 66, 113f., 118, 130, 136
Fußschweiß 115
Fußsohlen 6, 13, 23, 29, 38f., 63, 66, 74, 82, 84, 86, 88, 109, 136

G

Gallenblase 72, 106f., 133, 136
Gastritis 116, 136
Grippe 136

H

Halsschmerzen 114, 136
Hämorrhoiden 90, 136
Haut 7, 21, 23, 37, 45, 56f., 60–64, 70, 72, 79, 92–95, 97f., 104, 106, 109, 117, 130, 137
Herzinfarkt 77
Herzrhythmusstörungen 117, 136
Hitze 25, 26, 67, 93, 95f., 98ff, 102, 105f., 128
Hoden 131, 136
Hüfte 112, 118, 121f.
Husten 61, 66, 107, 130, 137

J

Jetlag 32f., 138
Juckreiz 100, 105, 118, 130, 137

K

Kadmium 77
Klebetechnik 83
Klebepunkte 134–139
Kleber 57, 85f., 89, 94
Klimakterium 95f., 98, 137, 139
Knie, Kniearthrose 6, 28, 88, 108, 117ff, 132, 134, 136f.
Kolik 119, 137f.
Kopfschmerzen 66, 114, 120, 130, 133, 137
Kosmetik 16, 21, 63, 74ff, 79
Kosmetikpflaster 16
Krebs 75, 77, 120

L

Lebensmittel 44, 55f., 60, 74, 76f., 79, 125
Leber 31, 41, 65, 70, 78, 85, 97ff, 101, 104–108, 133, 137
Lymphsystem 41, 135
Lymphzonen 69, 86

M

Magen, allgemein 33, 75, 93, 95, 106, 110, 116, 120, 124, 130, 137
Menstruationsbeschwerden 87, 95, 101, 103, 120, 137
Meridiane 45, 72, 95, 98, 105, 106
Mineralstoffe 60f., 74
Muskeln 29, 75, 86, 88, 107, 123, 131, 138
Myome 131, 139

N

Nachtschweiß 99, 132, 138
Narben 35, 138
Neurodermitis 99, 100, 138
Niere 28, 31, 41, 72f., 77, 82f., 96, 98ff, 103f., 110, 128, 132, 135, 138
Nikotinentzug 138

O

Ödeme 130, 132, 138
Organe 41, 71f., 82, 93, 105

P

Plasmafeld 50
Platin 77f.

Q

Qi Gong 18, 82
Quecksilber 35, 37, 42, 66ff

R

Reflexzonen 11, 15, 23, 27ff, 79, 82, 89, 90, 114, 115, 135f., 138
Regenerationsphilosophie 18, 20, 21ff, 49, 66, 68, 105
Rheuma 78, 121, 131, 138
Rückenschmerzen 121, 138

S

Schilddrüse 72, 138
Schlaf 32ff, 39, 65, 83ff, 97, 108, 114, 124, 127ff, 131
Schleimbeutelentzündung 121, 125
Schmerzen, allgemein 12, 37, 65f., 87f., 95, 100ff, 106, 111–124, 126, 128–133, 135–139
Schnittwunde 125
Schnupfen 114
Schwangerschaft 27, 124f., 135
Schwellung 64, 72, 87, 113, 119, 121, 123, 126, 128f., 131, 137
Schwermetalle 42, 66, 68, 71, 73ff, 77, 79, 85
Schwindel 37, 104
Silber 78
Silizium 60–63

T

TCM 14ff, 21f., 25, 36, 56f., 82f., 87, 92f., 95, 96, 98f., 104ff
Tinnitus 104, 107f., 139

U

Unfall, Unfallschmerzen 87, 112, 122, 126f.
Unruhe 117, 128, 139

V

Venen 127
Verspannung 127f. 139
Vitalität 31, 33, 40f., 44, 110
Vitalstoffe 60, 66, 74

W

Wechseljahre 96, 98

Y

Yin und Yang 15, 18, 22, 40f., 71f., 96–99, 104, 106f., 109, 128

Z

Zähne 35, 67, 79, 89 93, 97, 126, 128
Zehen, Zehennagel 89, 113f., 116, 126, 129
Zinn 78f.
Zysten 72, 129, 131, 138

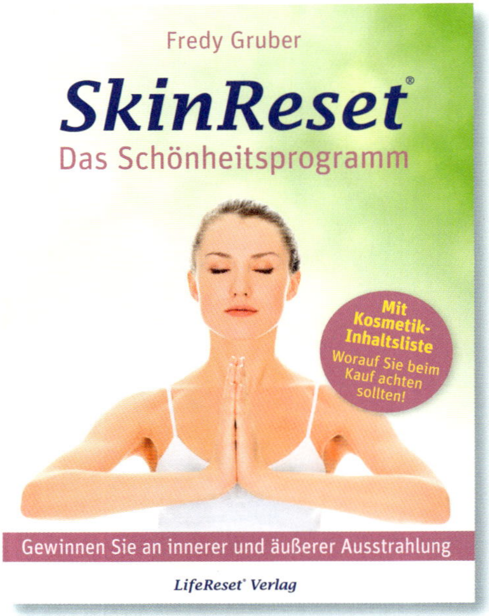
Fredy Gruber
SkinReset®
Das Schönheitsprogramm
Mit Kosmetik-Inhaltsliste
Worauf Sie beim Kauf achten sollten!
Gewinnen Sie an innerer und äußerer Ausstrahlung
LifeReset® Verlag